Kamasutra

Die 100 besten Stellungen aus dem

Kamasutra

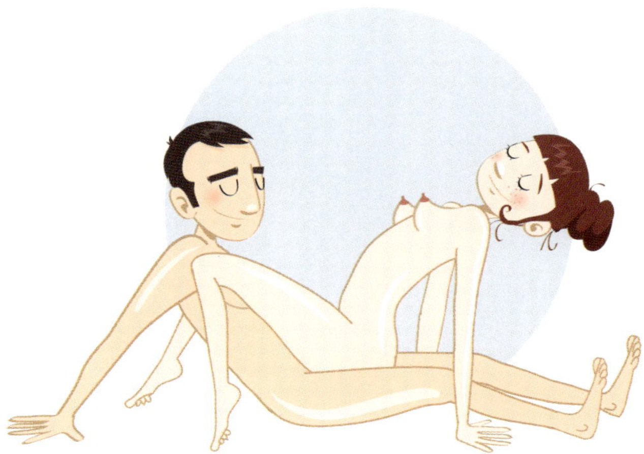

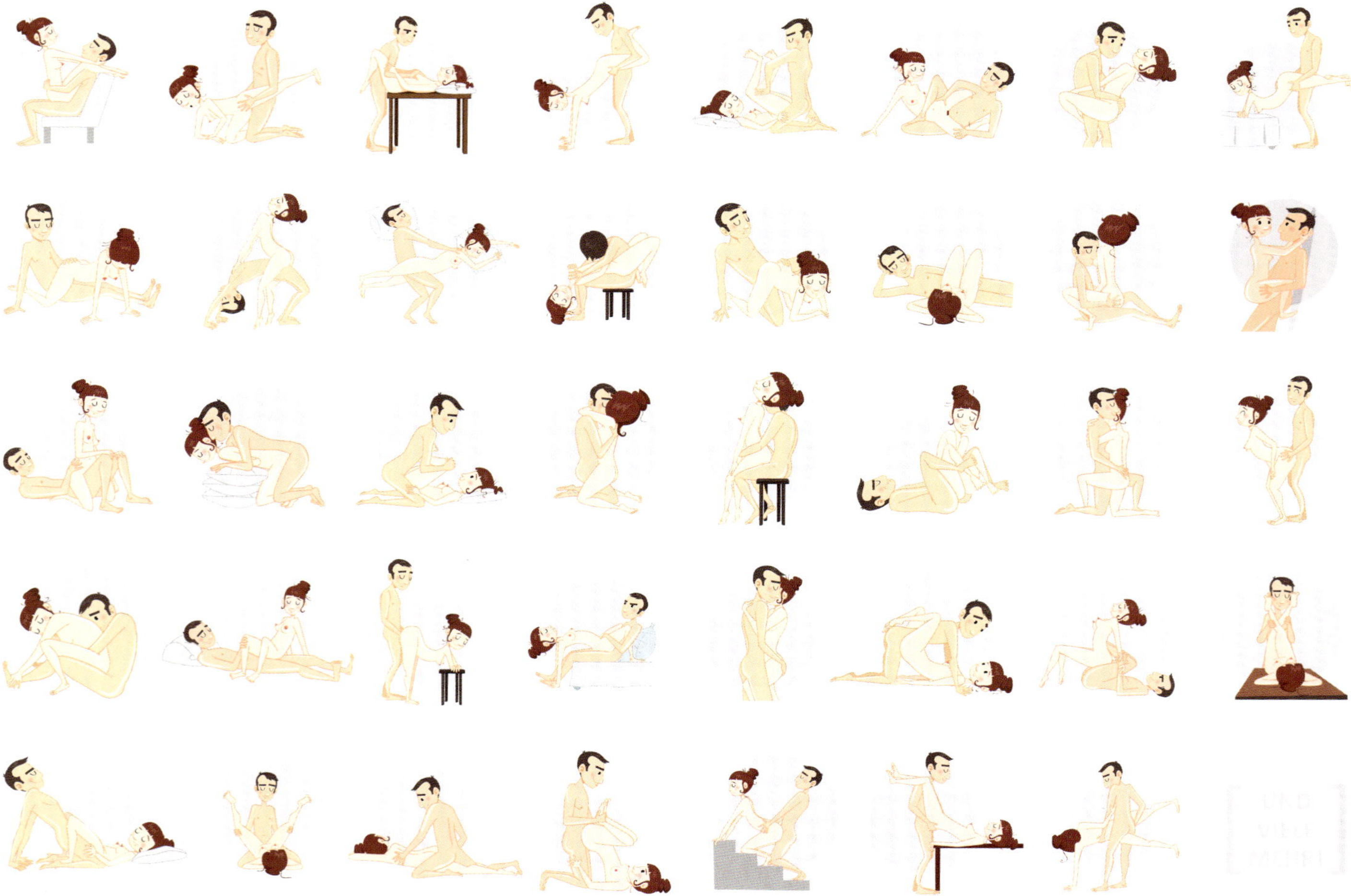
UND VIELE MEHR!

Stellungswechsel gefällig?

Wer das Kamasutra bislang für die akrobatische Turnerei verrückter Esoteriker gehalten hat, dem wird jetzt geholfen. Wir haben die 100 besten Stellungen aus der alten indischen Liebeskunst völlig neu interpretiert: Für Anfänger und Fortgeschrittene, Frischverliebte, Langzeitpaare und alle anderen.

Also werfen Sie Räucherstäbchen und Vorurteile über Bord und lassen Sie sich ein auf die erotische Reise in den 7. Himmel der Lust! Katapultieren Sie Ihre Leidenschaft auf eine ganz neue Ebene. Kleiner Bonus: Wer fleißig trainiert, bringt nicht nur frischen Wind zwischen die Laken, sondern tut nebenbei auch etwas für Figur und Kondition.

Wir wünschen viel Spaß dabei!

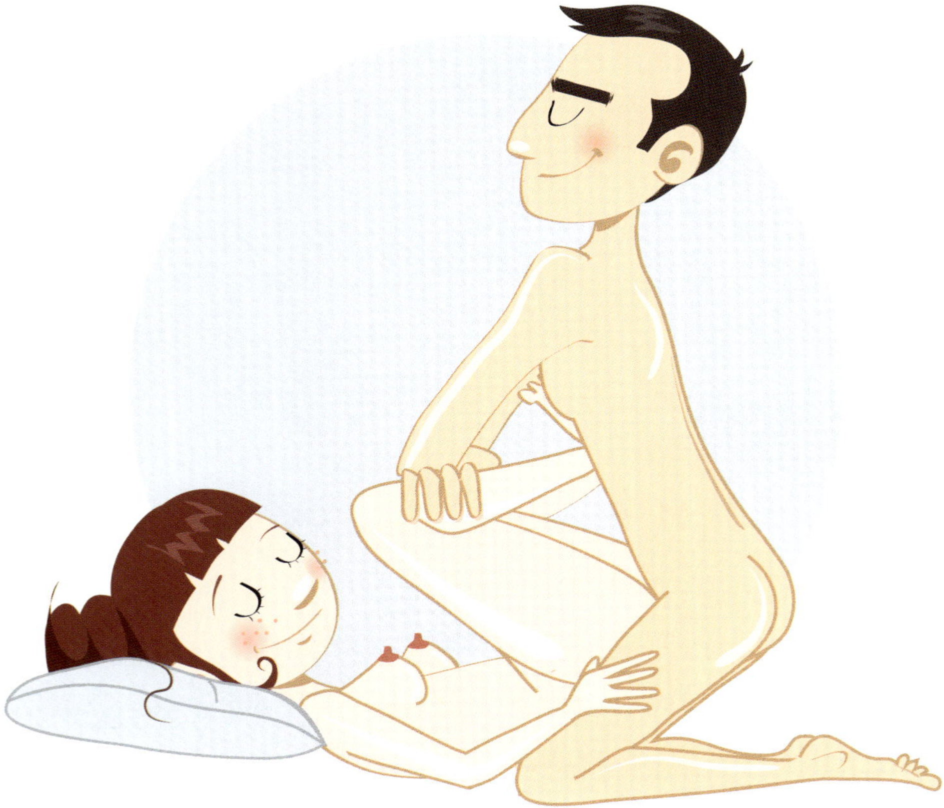

Liebesposition 1:

Der Patronengurt

Die Frau liegt auf dem Rücken und zieht die Beine an, der Mann kniet vor ihr und dringt langsam in sie ein. In dieser Position wird der G-Punkt besonders stark gereizt. Der Mann sollte die Knie seiner Partnerin während des Akts kraftvoll aneinanderpressen, um seine Manneskraft zu erhöhen.

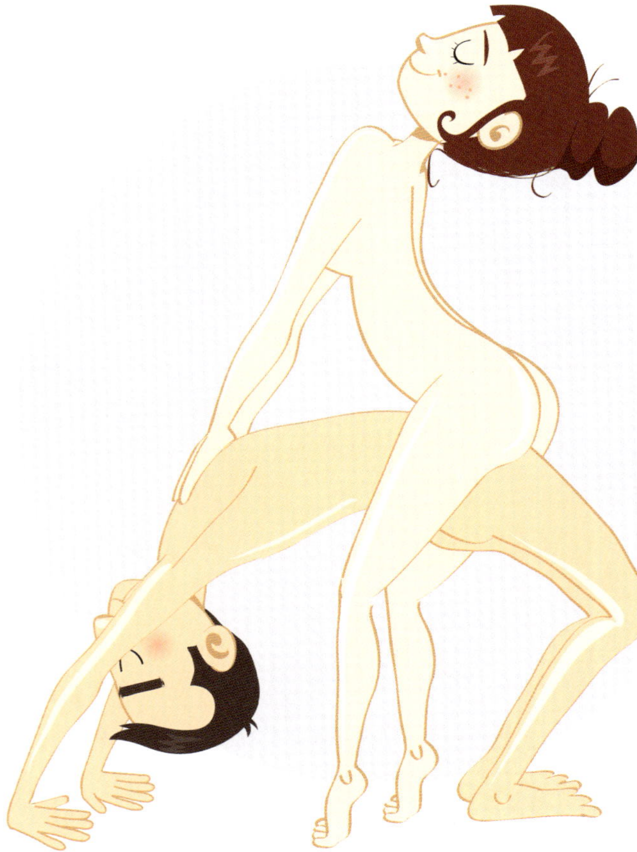

Liebesposition 2:

Der Brückenpfeiler

Diese Stellung ist nur für gelenkige Männer geeignet, da sie sonst schnell anstrengend wird. Er turnt eine „Brücke". Sie setzt sich auf ihn und bewegt ihr Becken sanft hin und her. Körpergröße und Gewicht beider Partner müssen miteinander harmonieren, damit es nicht zu Knochenbrüchen und Krämpfen kommt.

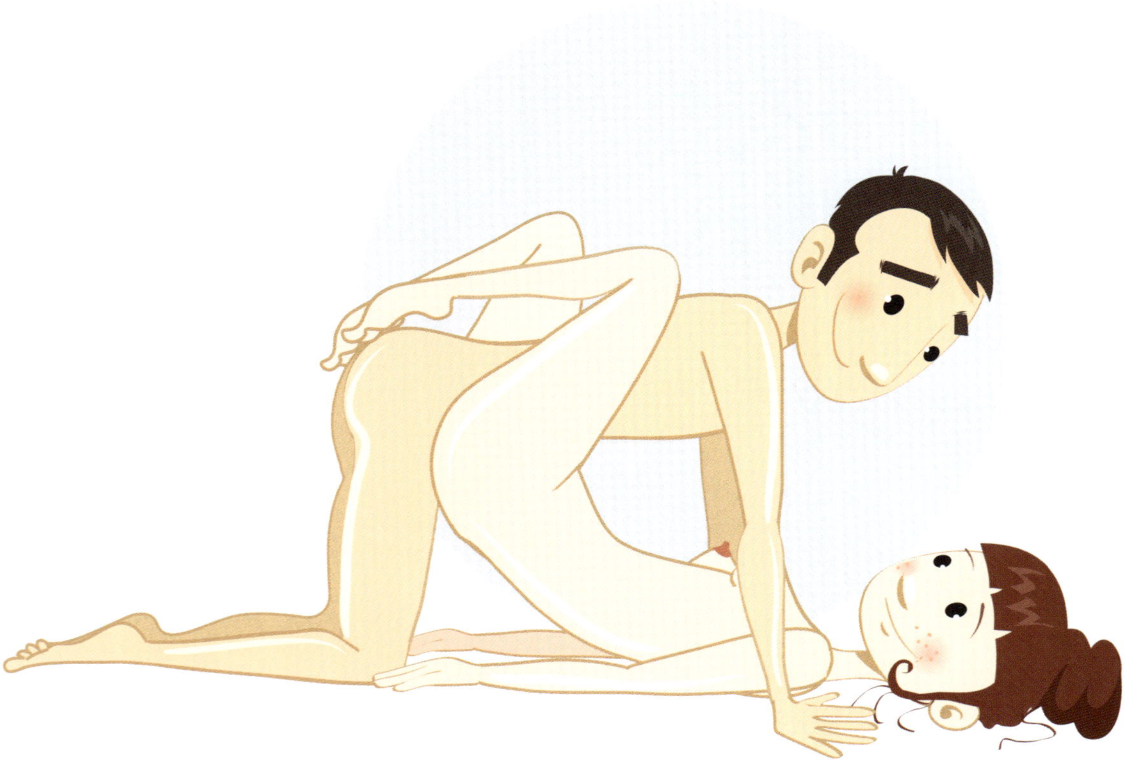

Liebesposition 3:

Die Hausnummer

Sie legt sich auf den Rücken und schiebt ein Kissen unter ihren Po, während er zwischen ihren Beinen kniet. Diese Stellung ermöglicht ihm ein besonders tiefes Eindringen. Sie verschränkt die Beine und bewegt ihre Hüften kreisförmig – erst in die eine, dann in die entgegengesetzte Richtung.

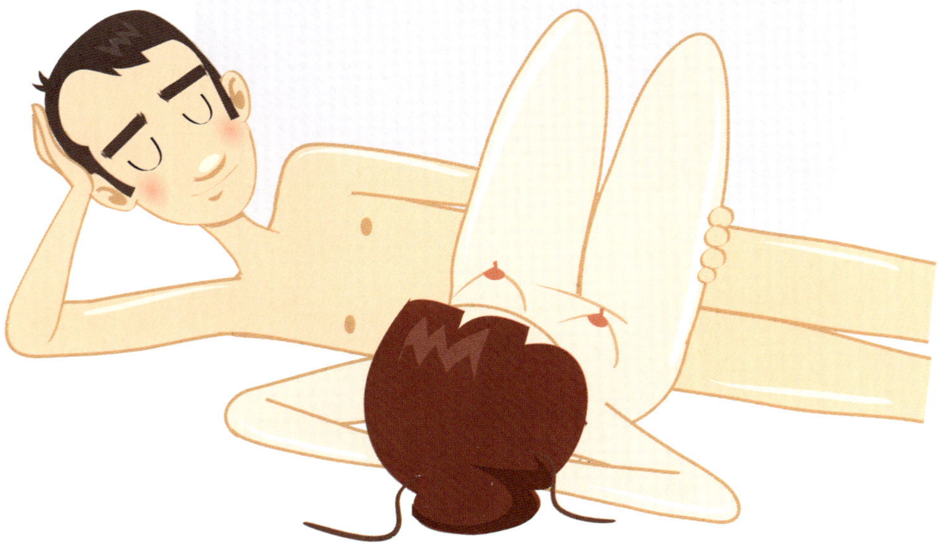

Liebesposition 4:

Der Waffenstillstand

Eine tolle Stellung für die Atempause vor dem nächsten Akt! Er liegt auf der Seite, sie auf dem Rücken im rechten Winkel zu ihm. In dieser Position kommt es zum leidenschaftlichen Blickkontakt, der ebenso stimulierend wirken kann wie intensive Berührungen. Besonders gut: Beide Partner haben die Hände frei für Streicheleinheiten!

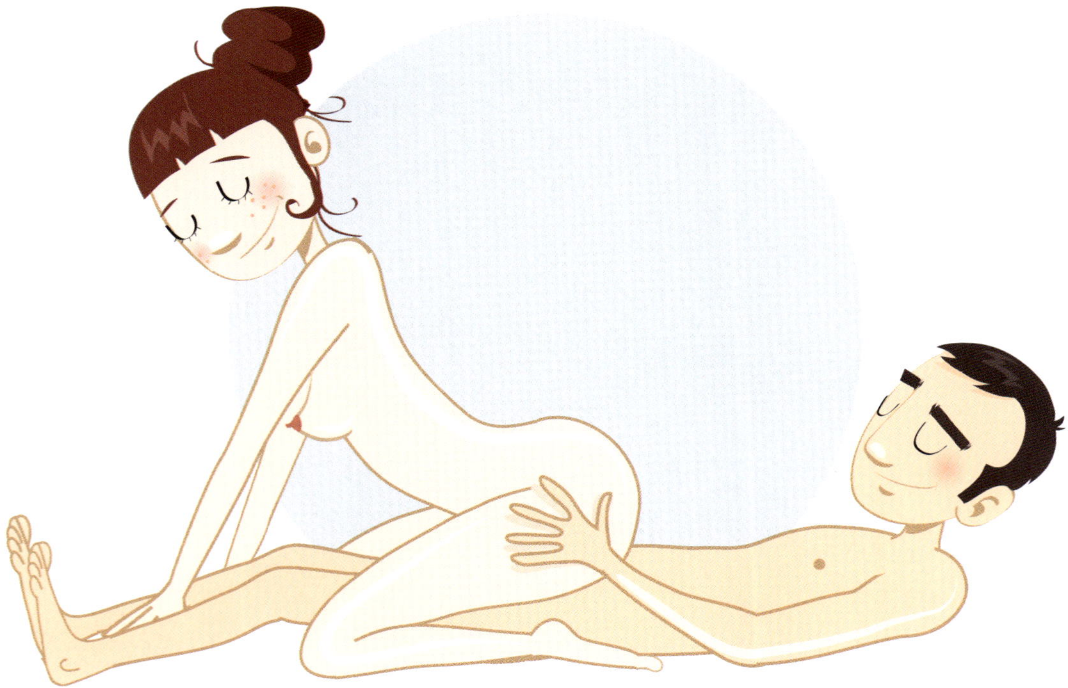

Liebesposition 5:

Die stolze Königin

Er liegt ausgestreckt auf dem Rücken. Seine Partnerin hockt über ihm und kehrt ihm dabei den Rücken zu. Während er in sie eindringt, umfasst er mit beiden Händen ihre Hüften. In dieser Stellung kann er seine Stoßbewegungen wunderbar regulieren, Rhythmus und Tiefe variieren. Die Frau kann die Erregung des Mannes noch steigern, indem sie seine Hoden streichelt.

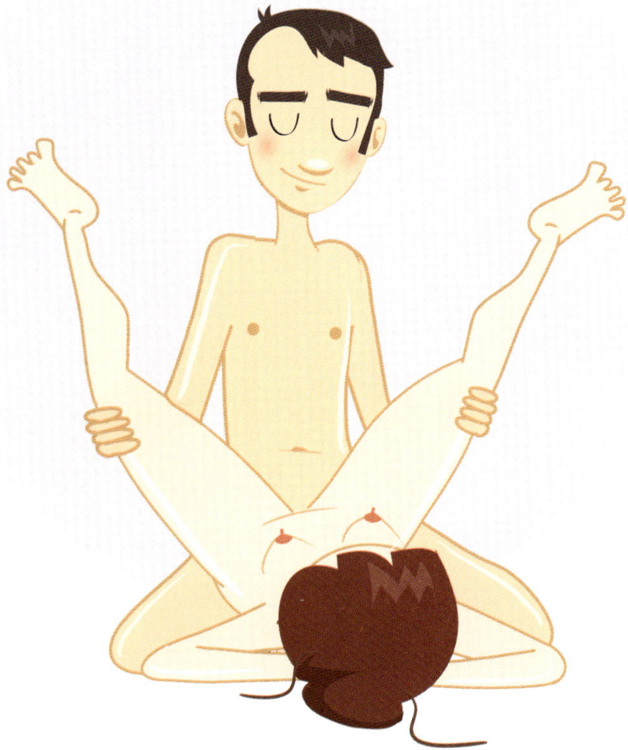

Liebesposition 6:

Der Schmetterling

Der Mann kniet auf dem Bettrand, seine Partnerin liegt mit weit geöffneten Beinen vor ihm. Er hebt ihre Beine leicht an. Nun kann er sie mit tiefen Stößen zum Höhepunkt bringen. Diese Position ist für beide äußerst erregend: Für ihn, weil keine Regung seiner Partnerin seinem Blick entgeht. Für sie, weil sie sich vollkommen entspannen kann und die Kraft ihres Partners fühlt und sieht.

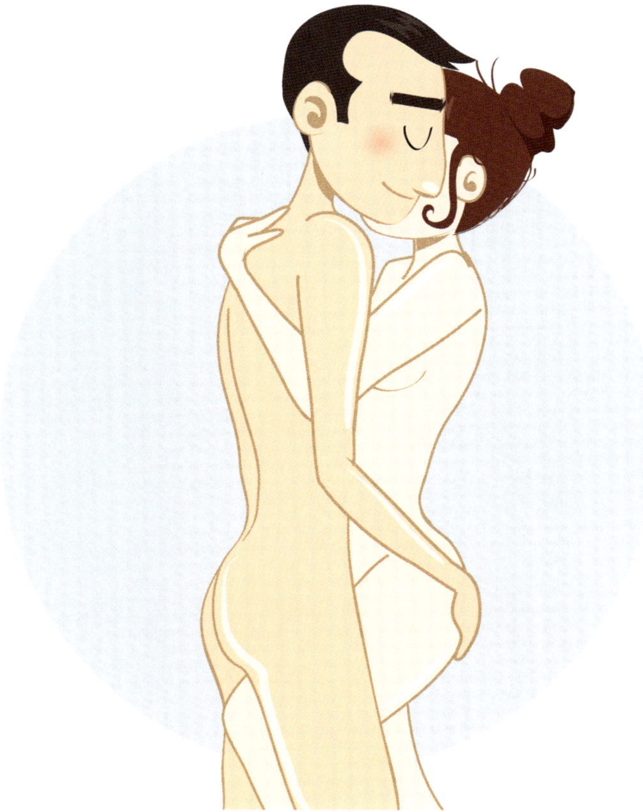

Liebesposition 7:

Die Stehparty

Im Stehen reibt der Mann seinen Penis an seiner Partnerin. Wenn er ihre Erregung fühlt, dringt er in sie ein. Diese Position lässt kein allzu tiefes Eindringen zu und erfordert von der Frau in den meisten Fällen, dass sie sich auf die Zehenspitzen stellt oder hohe Absätze trägt.

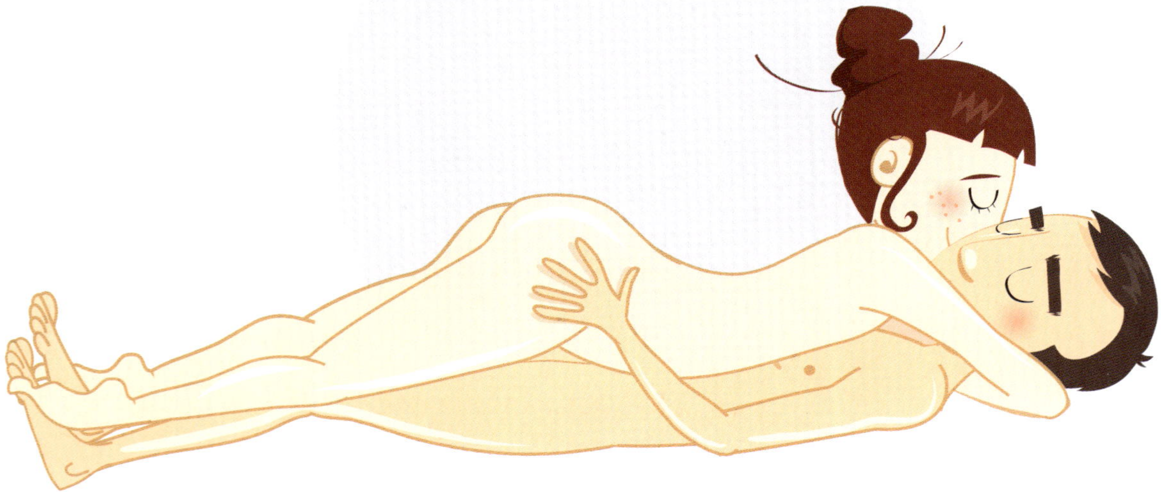

Liebesposition 8:

Das Waffeleisen

Der Mann liegt auf dem Rücken, die Frau mit leicht geöffneten Beinen auf ihm. Sie bedeckt seinen Körper mit ihrem und lässt ihn in sich gleiten. Jetzt beginnt sie, sich mit sanften Bewegungen an ihm zu reiben, vor, zurück, zur Seite. Diese hautnahe Stellung eignet sich gut für Frauen, die gerne die Zügel in der Hand halten.

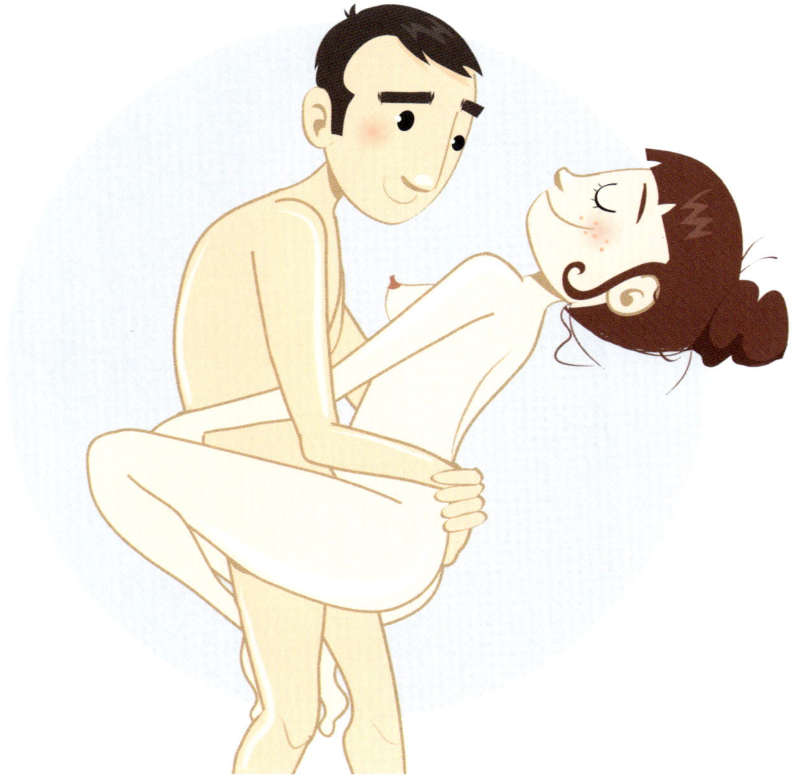

Liebesposition 9:

Die Rossantilope

Beide Partner stehen sich gegenüber. Er hebt sie hoch und hält sie an Po und unterem Rücken fest. Sie umklammert seine Hüften fest mit den Schenkeln. Vorteil: Diese Ausgangsstellung erlaubt ein tieferes Eindringen. Nachteil: Nur für leichtgewichtige Frauen und starke Männer geeignet! Als Hilfestellung kann sie sich mit dem Rücken an eine Wand lehnen.

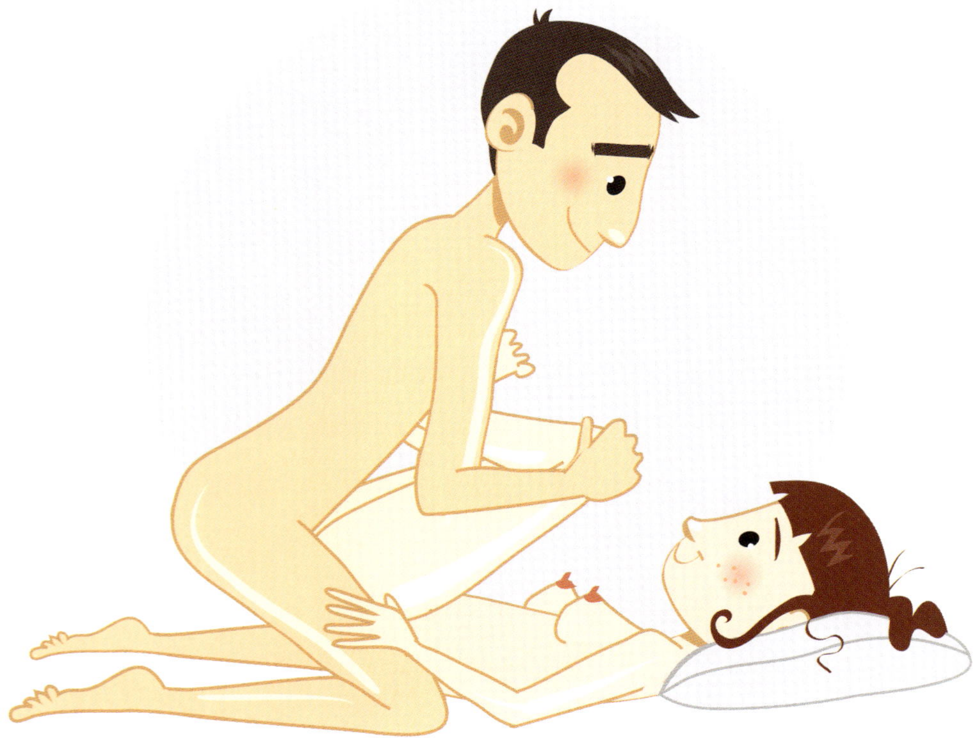

Liebesposition 10:

Der Wackelpeter

Der Mann kniet auf dem Bett. Sie liegt vor ihm, zieht ihre Beine an den Oberkörper und stemmt ihre Füße gegen seine Brust. Nun kann er tief in sie eindringen. Vorteil dieser Stellung: Der Mann kann die Tiefe, den Rhythmus und die Stärke seiner Stöße optimal variieren.

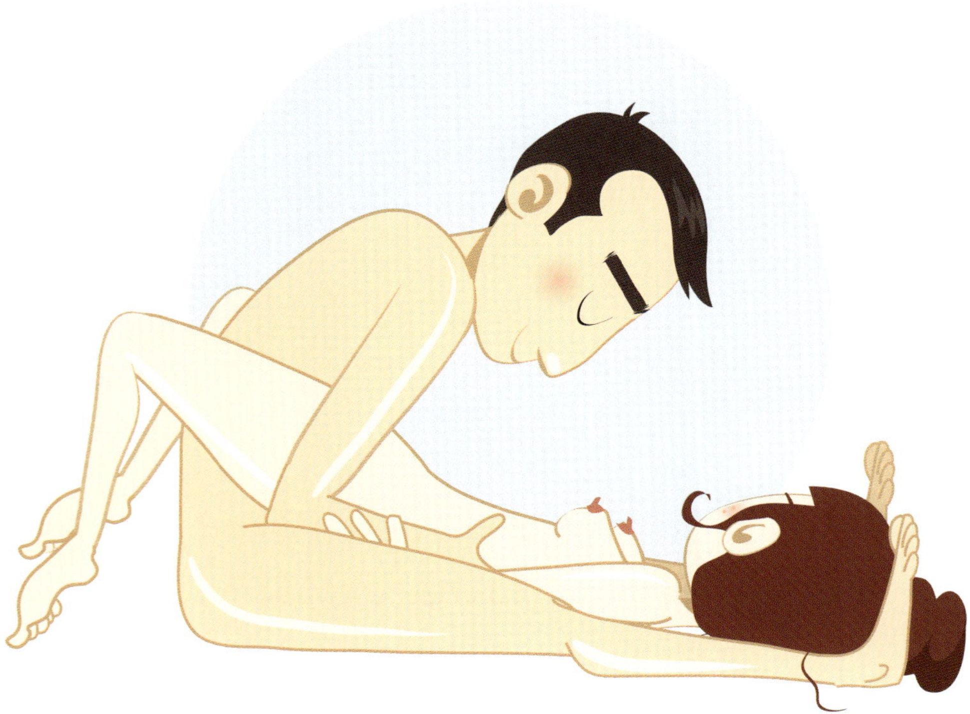

Liebesposition 11:

Der glühende Wacholder

Die Frau liegt auf dem Rücken mit geöffneten, angewinkelten Beinen. Der Mann gleitet zwischen ihre Knie und hebt ihr Becken leicht an, um in sie eindringen zu können. Dabei küsst er ihren Bauch ganz zärtlich. Eine wunderbar romantische Stellung!

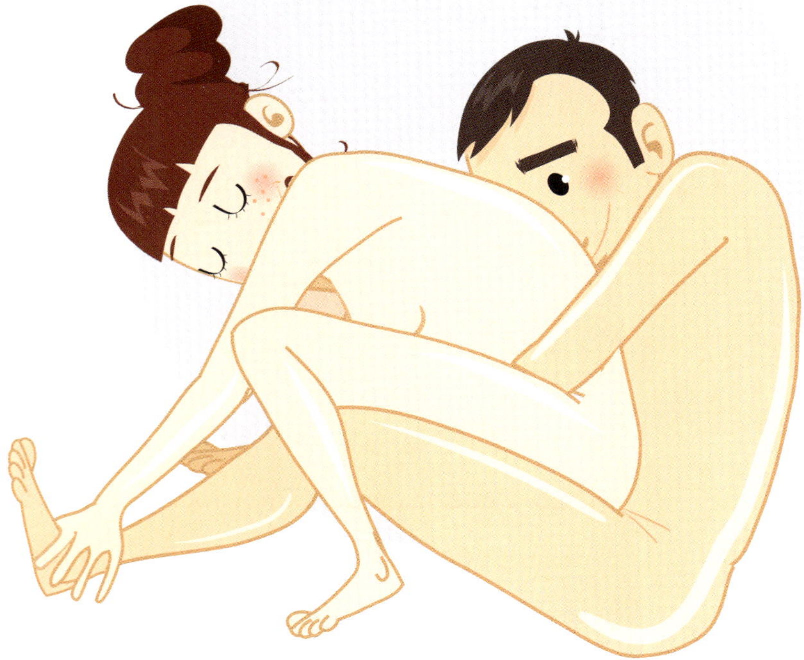

Liebesposition 12:
Die ruhige Kugel

Der Mann sitzt mit leicht angewinkelten Beinen auf dem Bett. Die Frau setzt sich – mit dem Rücken zu ihm – auf seinen Schoß und nimmt seinen Penis sanft in sich auf. Nun beugt sie sich mit dem Oberkörper vor und gleitet mit leichten Bewegungen auf und ab. Dabei kann der Mann ihren Rücken küssen und mit beiden Händen ihre Brüste massieren. Einziger Nachteil: Diese Position setzt eine gewisse Gelenkigkeit beider Partner voraus.

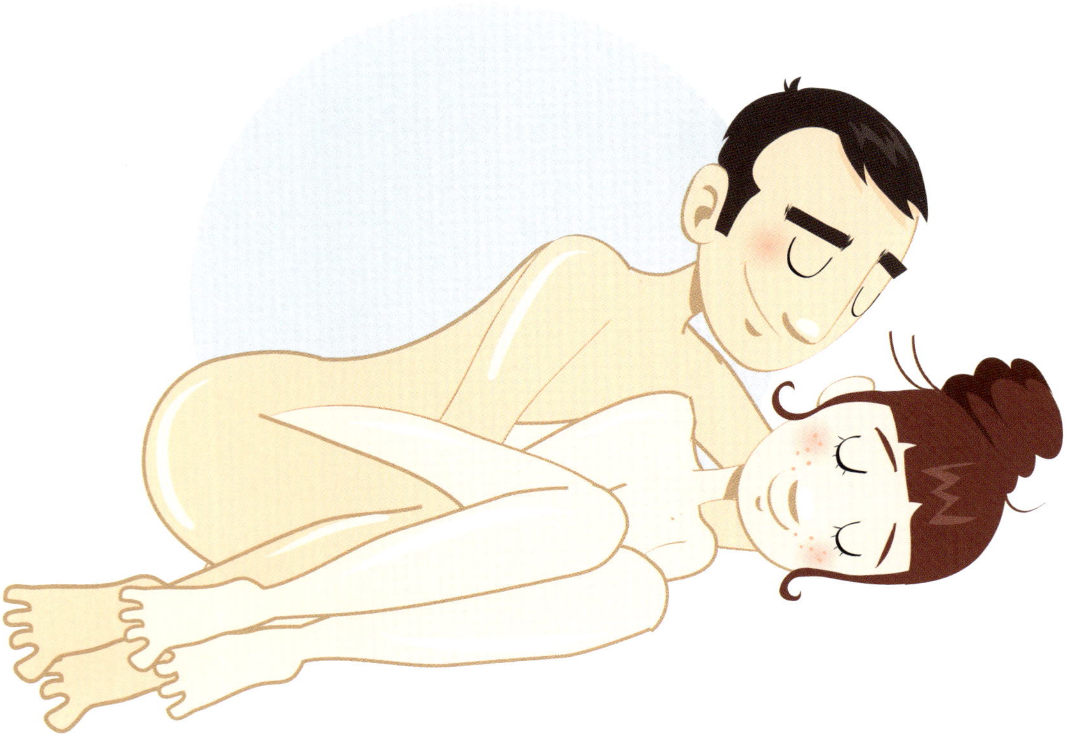

Liebesposition 13:

Der bestürzte Engel

Mann und Frau liegen in der Löffelchenstellung. Der Mann dringt von hinten vorsichtig in seine Partnerin ein. Dabei kann er ihren Busen wunderbar liebkosen. Diese Stellung ist besonders für Schwangere sehr empfehlenswert.

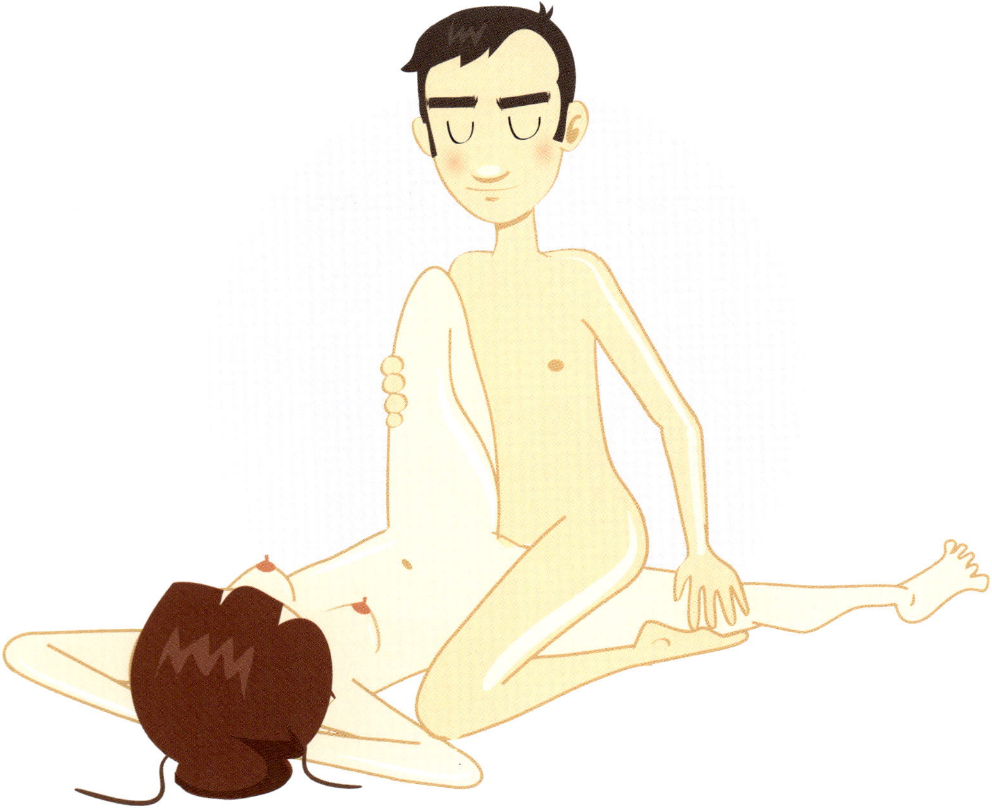

Liebesposition 14:

Der Kreuzstich

Die Frau liegt auf dem Rücken, ein Bein ist ausgestreckt, das andere angewinkelt. Der Mann setzt sich auf den ausgestreckten Oberschenkel seiner Partnerin, schiebt sein Knie unter ihr angewinkeltes Bein und dringt ein. Die Frau kann ihrem Partner eine Hand an die Hüfte legen und so den Rhythmus seiner Stöße bestimmen.

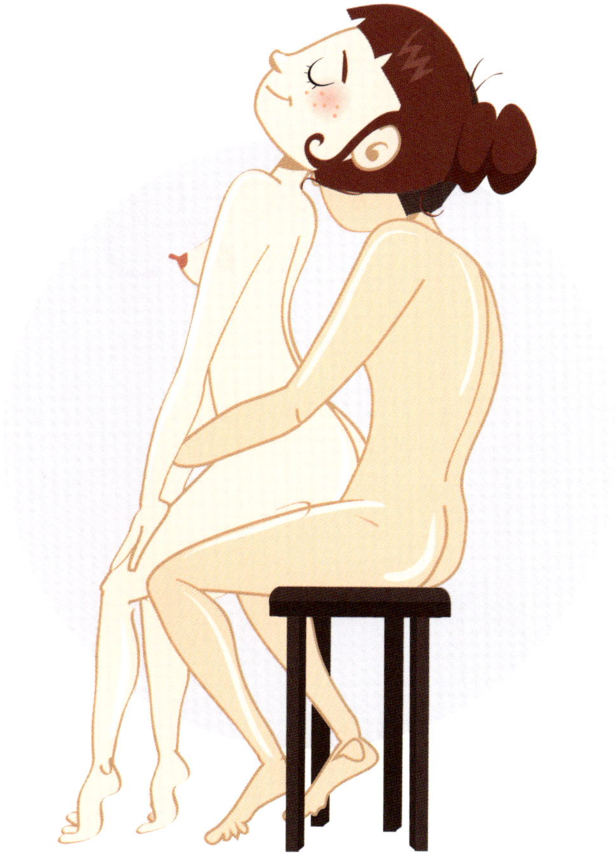

Liebesposition 15:

Die hitzige Sitzung

Der Mann sitzt auf einem Stuhl, die Frau setzt sich auf seinen Schoß. Bei dieser Stellung gibt die Frau den Takt vor, denn sie kann ihn herein- und herausgleiten lassen, wie es ihr gefällt. Gleichzeitig kann der Mann ihre und seine Lust noch steigern, indem er ihre Klitoris streichelt.

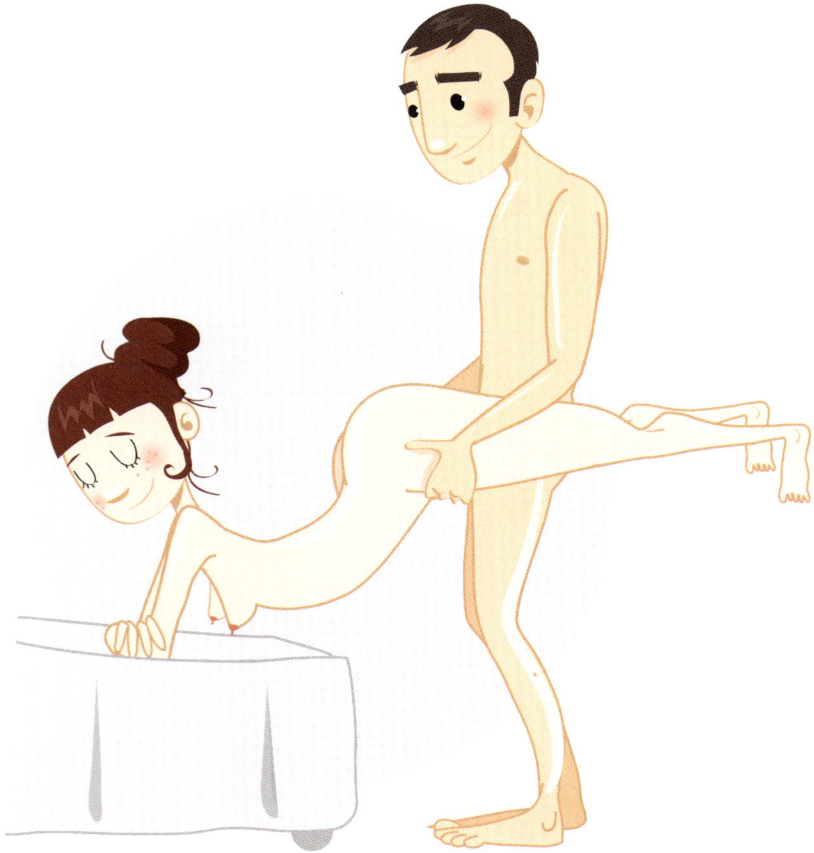

Liebesposition 16:

Der große Wagen

Die Frau liegt bäuchlings auf dem Bett, ihre Hüften berühren die Bettkante. Sie stützt sich mit den Ellenbogen auf. Der Mann stellt sich zwischen ihre Beine und hebt sie an den Oberschenkeln an, um einzudringen.

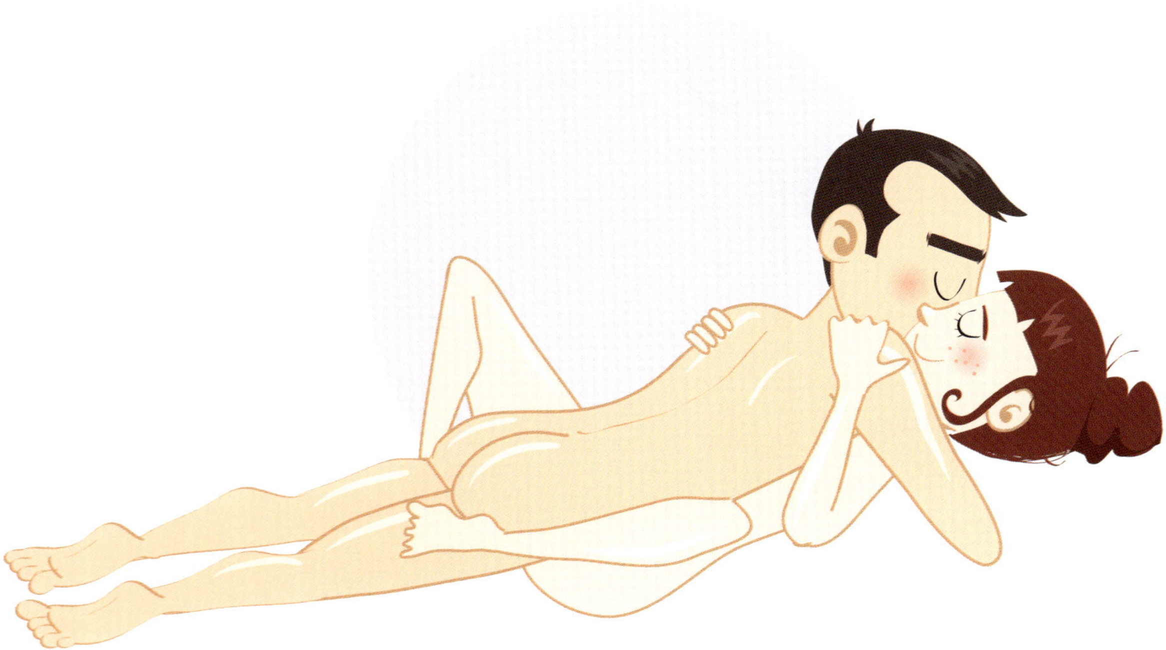

Liebesposition 17:

Nummer sicher

Klassisch: Die Frau liegt auf dem Rücken und winkelt die Beine an. Der Mann legt sich über sie und dringt in sie ein. Dabei haben beide die Hände frei und können sich gegenseitig zum Höhepunkt streicheln.

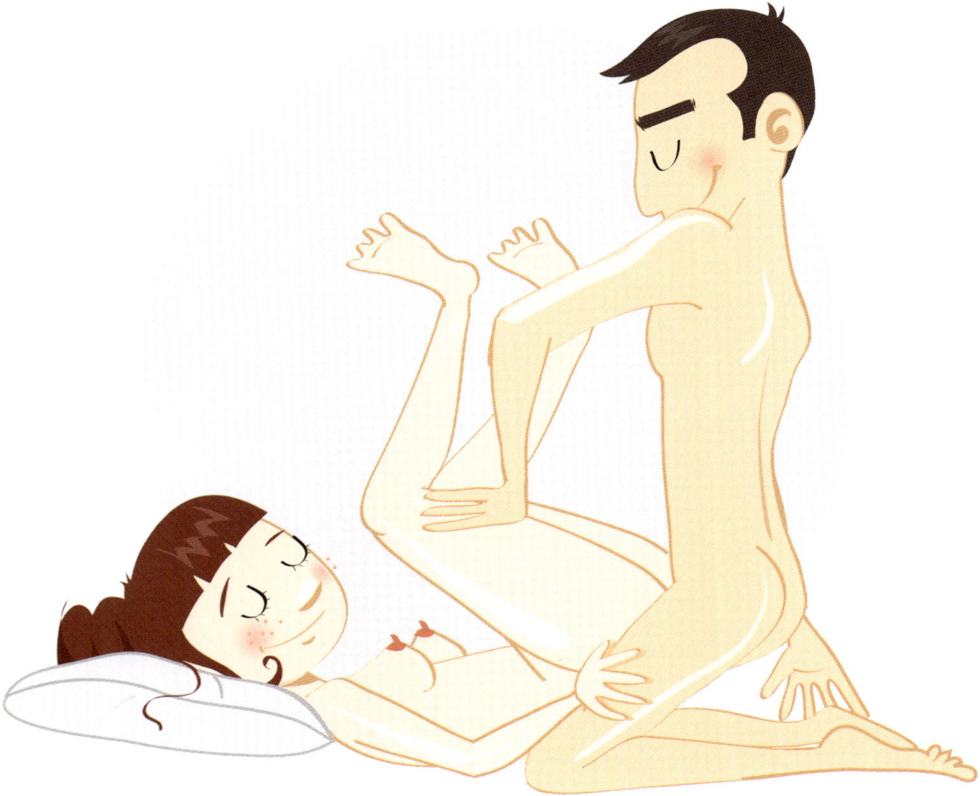

Liebesposition 18:

Der federnde Held

Die Frau liegt auf dem Rücken, zieht die Beine zur Brust und streckt die Füße nach oben. Der Mann kniet vor ihr und dringt nun langsam in sie ein. Dabei stützt er sich mit einer Hand auf ihren Schenkeln und mit der anderen am Boden ab. In dieser Stellung kann die Frau wunderbar die Hoden des Mannes streicheln.

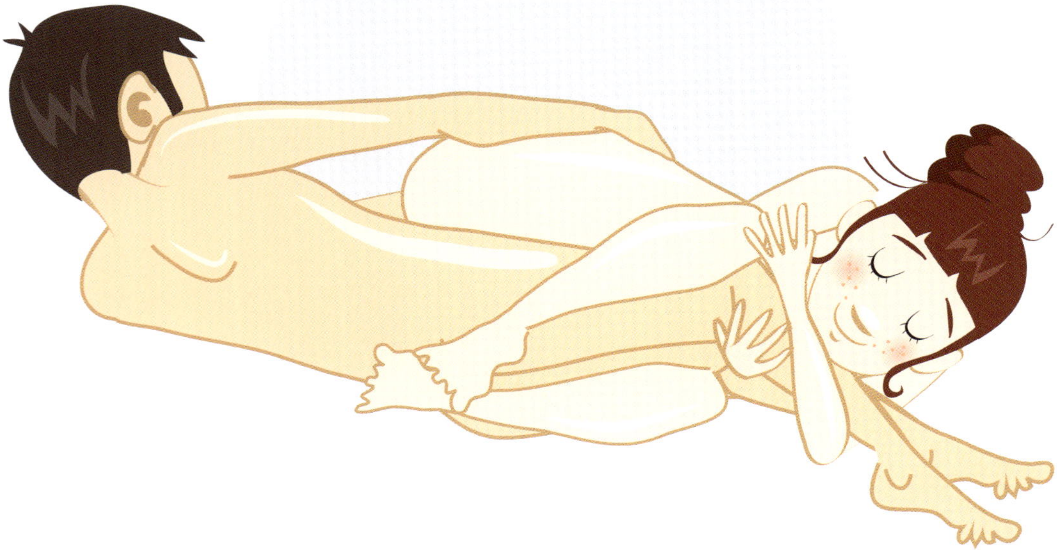

Liebesposition 19:

Der Klammergriff

69 mal anders: Der Mann liegt auf der Seite. Die Frau schmiegt sich in die entgegengesetzte Richtung an ihn, umklammert mit ihren geöffneten, angezogenen Oberschenkeln sein Becken. Während sie seine Beine mit ihren Armen umschlossen hält, reibt sie ihre Brüste an seinen Schenkeln. Während er eindringt, kann er ihren Po liebkosen.

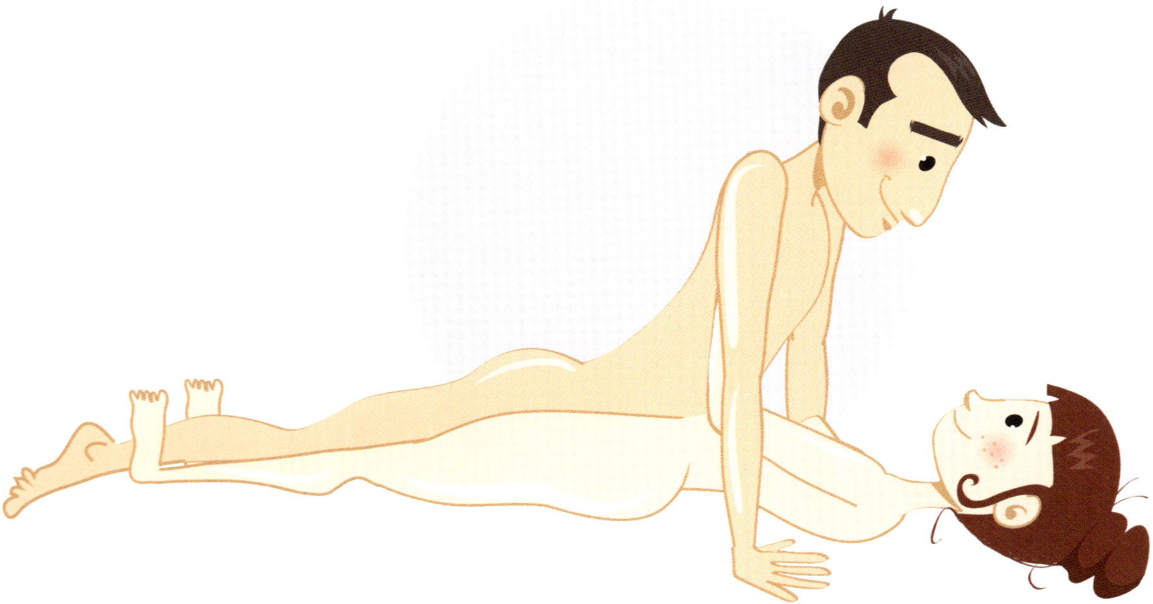

Liebesposition 20:

Der Klassiker

Die Frau liegt auf dem Rücken. Ihr Becken lagert auf Kissen, damit der Penis besonders tief eindringen kann. Der Mann liegt zwischen ihren Beinen, stützt sich während des Akts mit den Händen auf und stößt sanft vor und zurück. Diese Position ist stimulierend und entspannend zugleich, die Partner können sich anschauen und küssen.

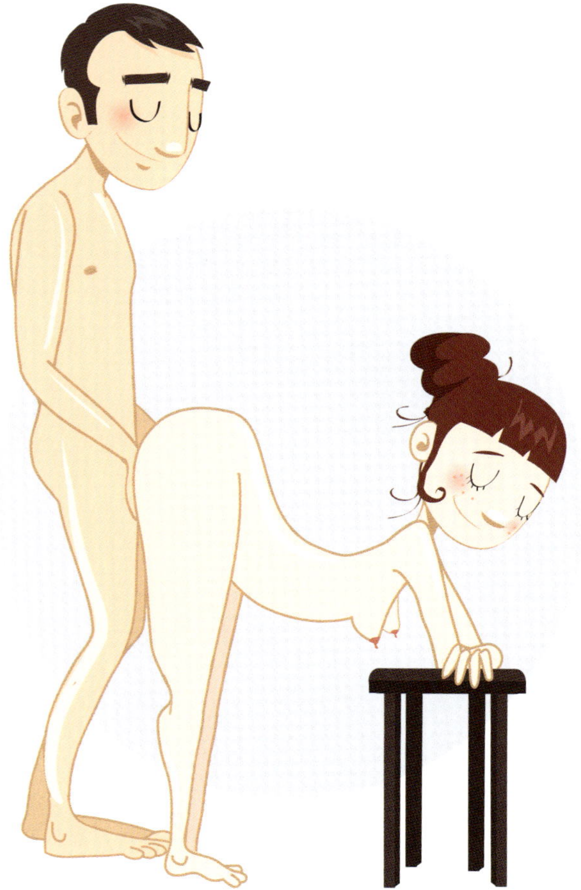

Liebesposition 21:

Der Rückenakt

Stehend und mit dem Rücken zum Partner beugt sich die Frau weit vor und stützt sich mit den Ellbogen auf einer Stuhllehne oder einem Hocker auf. Der Mann fährt mit der Hand zwischen ihre leicht gespreizten Beine, um ihre Klitoris zu streicheln. Dann erst dringt er ein. In dieser Position werden die Scheideninnenwände und der G-Punkt stark stimuliert.

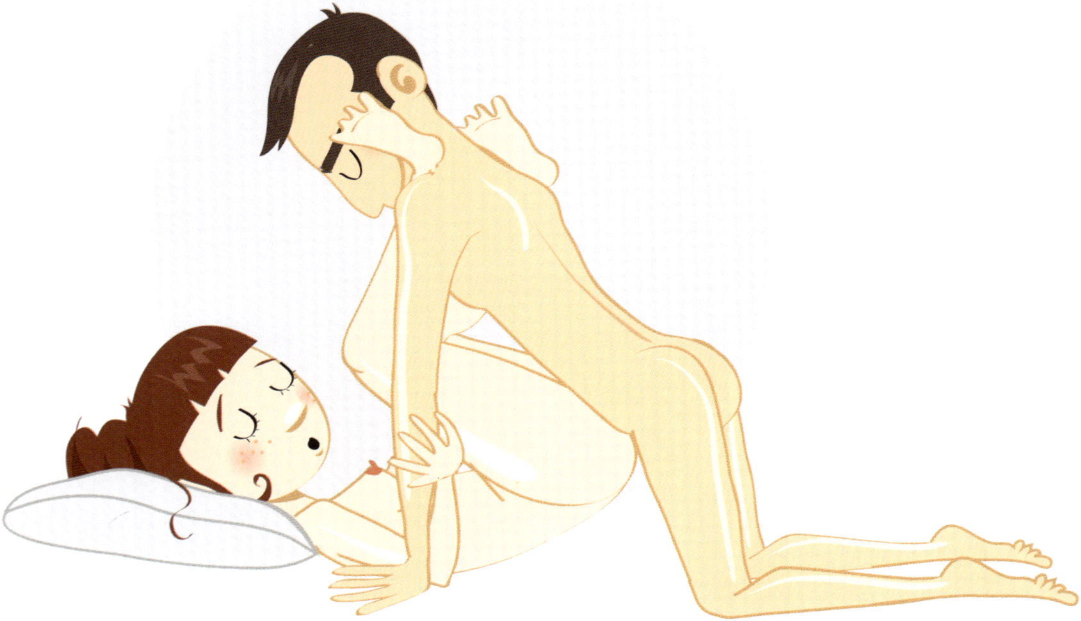

Liebesposition 22:

Die Schnecke

Sie liegt auf dem Rücken, zieht ihre Beine zur Brust und legt die Unterschenkel auf die Schultern ihres Partners, der über ihr beugt. In dieser Position dringt der Penis sehr tief ein. Diese Stellung kann für die Frau sehr erregend sein – besonders, wenn der Mann sie während der Ejakulation hält.

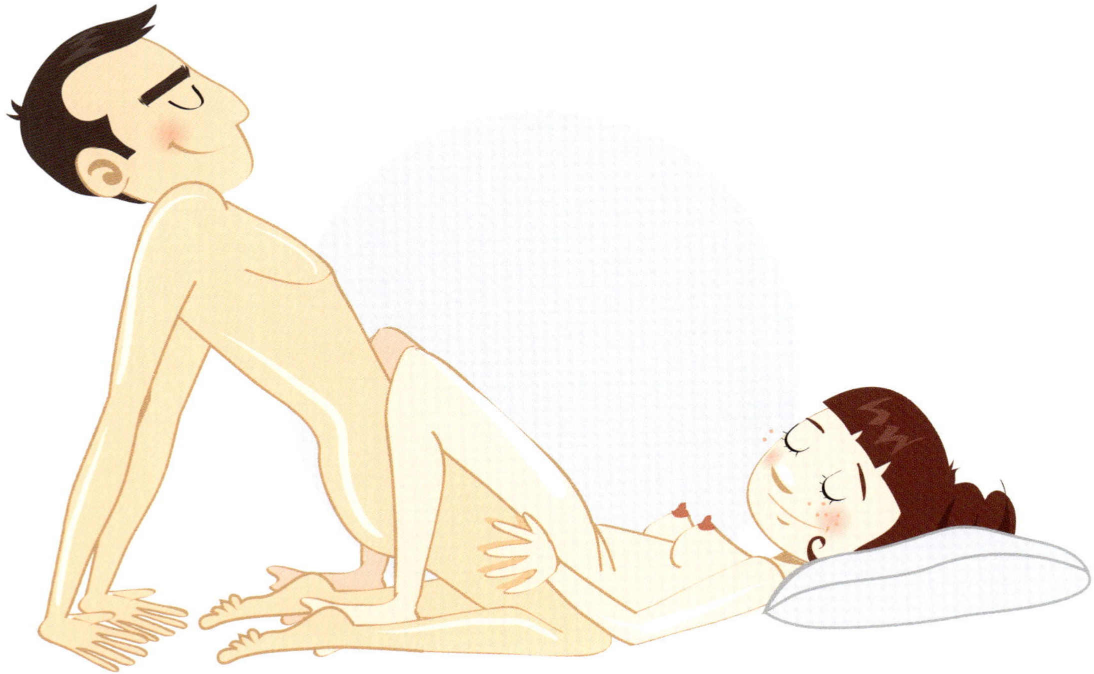

Liebesposition 23:

Die Faulenzerin

Die Frau liegt mit aufgestellten Beinen auf dem Bett, den Kopf auf einem Kissen gelagert. Der Mann kniet vor ihr und stützt sich mit den Armen nach hinten ab. Sie platziert die geöffneten Schenkel so, dass der Penis optimal eindringen kann. Besonders anregend: Beide Partner können sich gegenseitig beobachten.

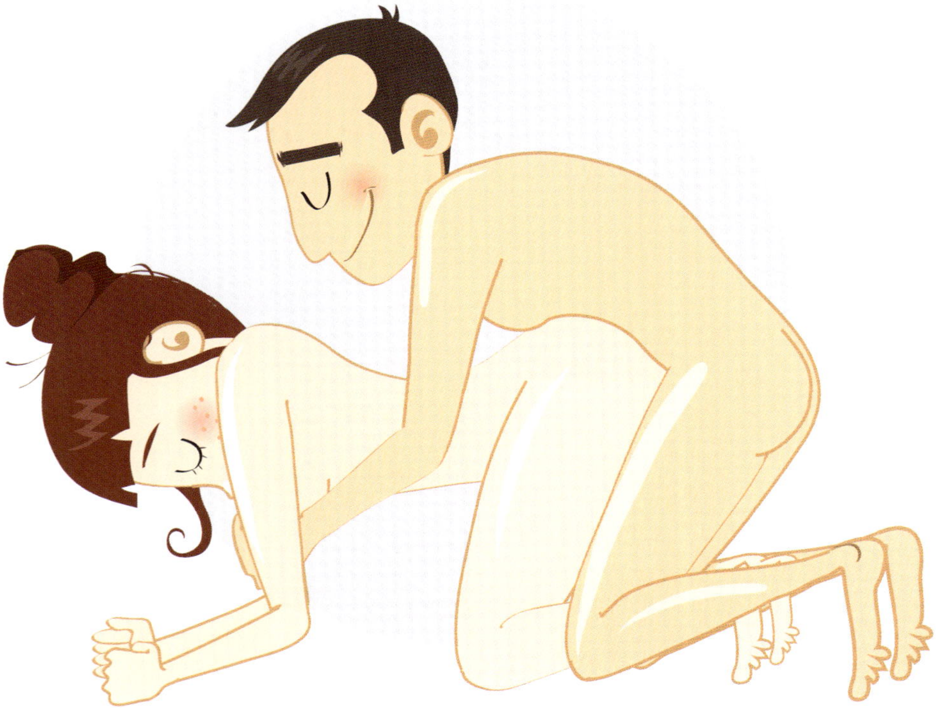

Liebesposition 24:

Die Anbetung

Sie ist im Vierfüßlerstand und stützt sich auf die Unterarme. Er dringt kniend von hinten in sie ein. Das tiefe Eindringen des Penis stimuliert die Wände der Vagina und den G-Punkt. Der Mann hat zusätzlich einen erregenden Ausblick auf das ganze Geschehen. Diese Stellung werden vor allem Männer mögen, die beim Sex gerne die Führungsrolle übernehmen.

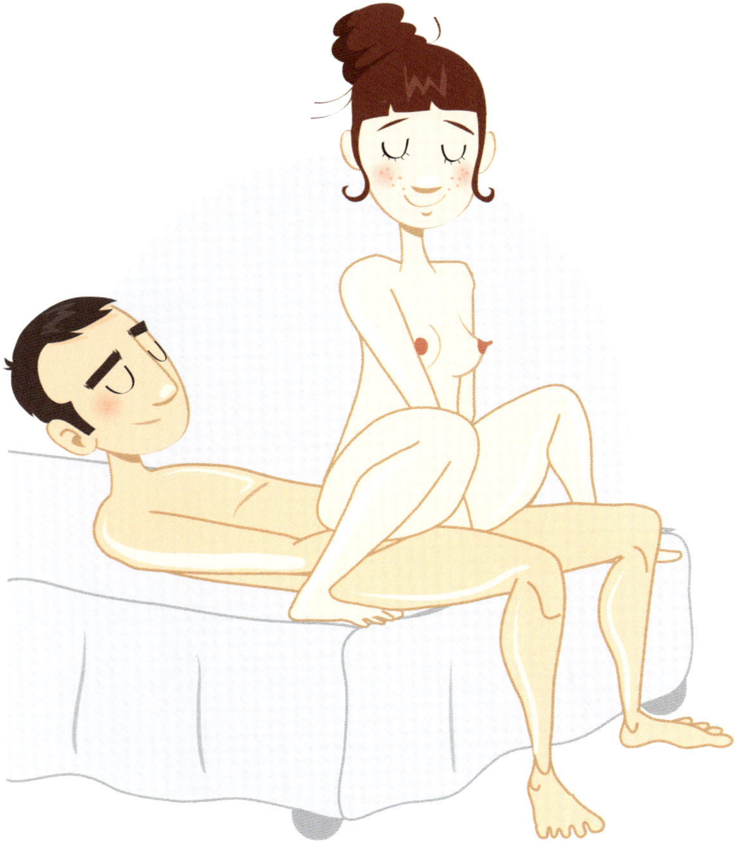

Liebesposition 25:
Der Faulenzer

Er liegt ausgestreckt auf dem Bett, seine Beine hängen über die Bettkante und berühren den Boden. Sie sitzt auf ihm, den Rücken zu ihm, die Schenkel weit gespreizt, sodass sie den Penetrationsrhythmus bestimmen kann. Wenn sie sich vorbeugt, bietet sie ihrem Partner eine wunderbare Aussicht auf ihren Po und ihre Vagina.

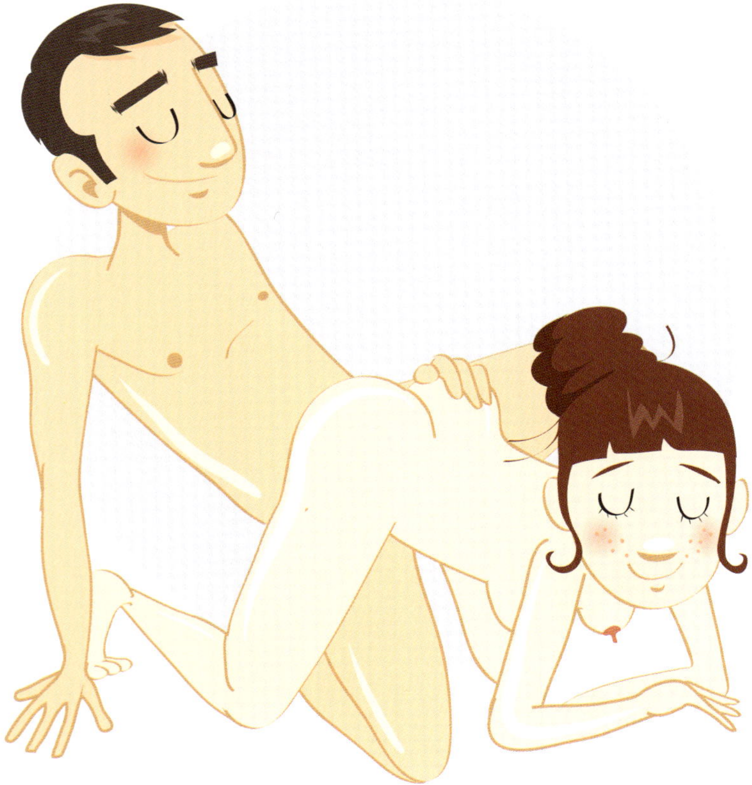

Liebesposition 26:

Die Fußangel

Der Mann kniet und stützt sich auf einer Hand ab, während er ein Bein angewinkelt aufstellt. Die Frau kniet vor ihm, den Rücken zu ihm, beugt sich weit vor und stützt sich auf die Unterarme. Nun nimmt sie seinen Penis in sich auf und bestimmt den Rhythmus der Penetration. Mit der freien Hand kann der Mann ihre Brüste oder ihren Po streicheln. Es empfiehlt sich, diese Stellung auf einem Teppich auszuüben und nicht unbedingt im Bett.

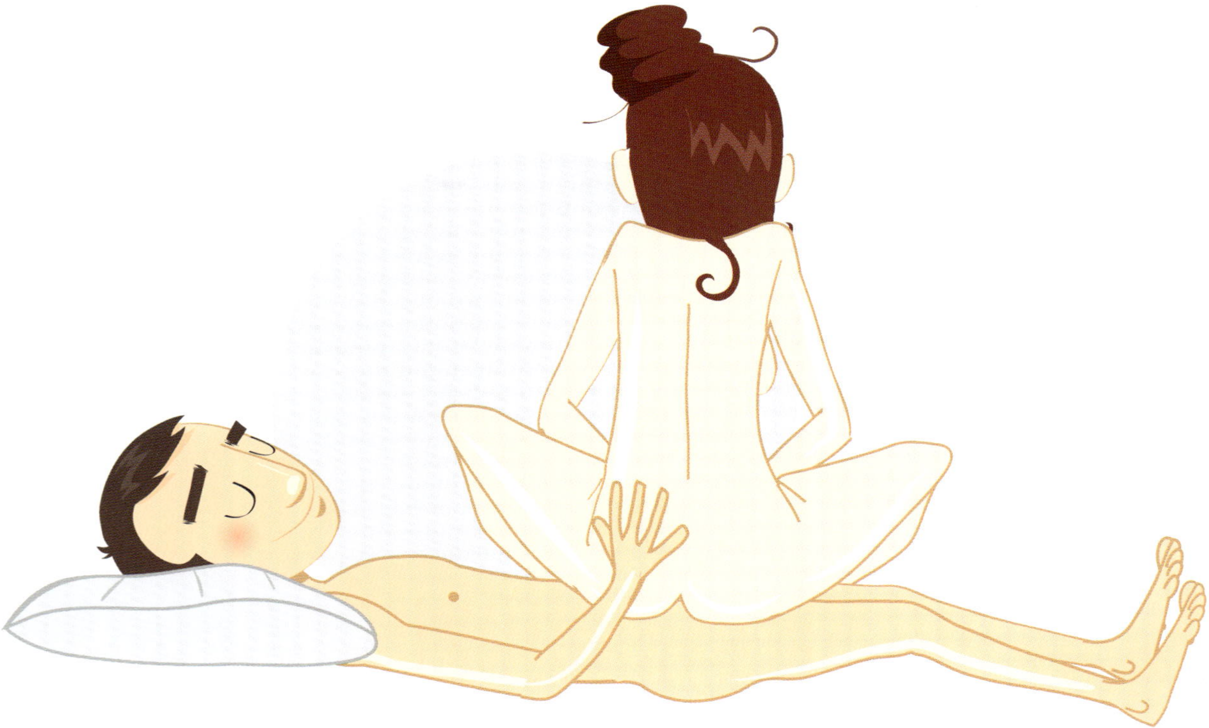

Liebesposition 27:

Die Bootsfahrt

Der Mann liegt auf dem Rücken. Sie hockt rittlings auf ihm und nimmt seinen Penis in sich auf. Die Frau bestimmt schaukelnd den Rhythmus.

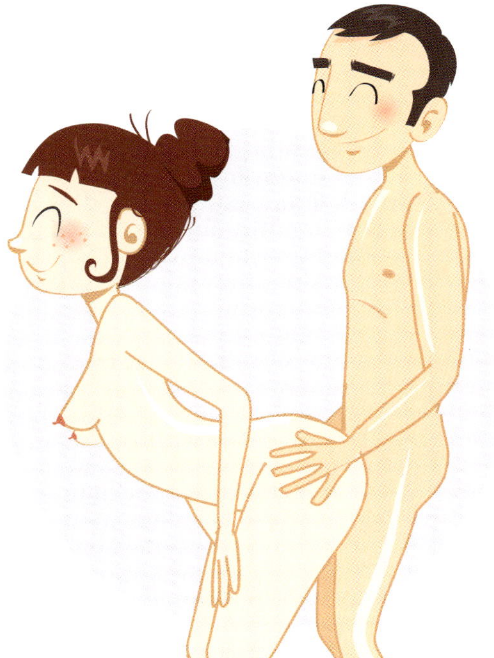

Liebesposition 28:

Mit dem Rücken zur Wand

Der Mann lehnt mit dem Rücken an einer Wand. Er schiebt das Becken vor und dringt in seine Partnerin ein, die nach vorne gebeugt vor ihm steht. Während er sie an den Oberschenkeln oder der Hüfte fasst, bewegt er sich rhythmisch vor und zurück.

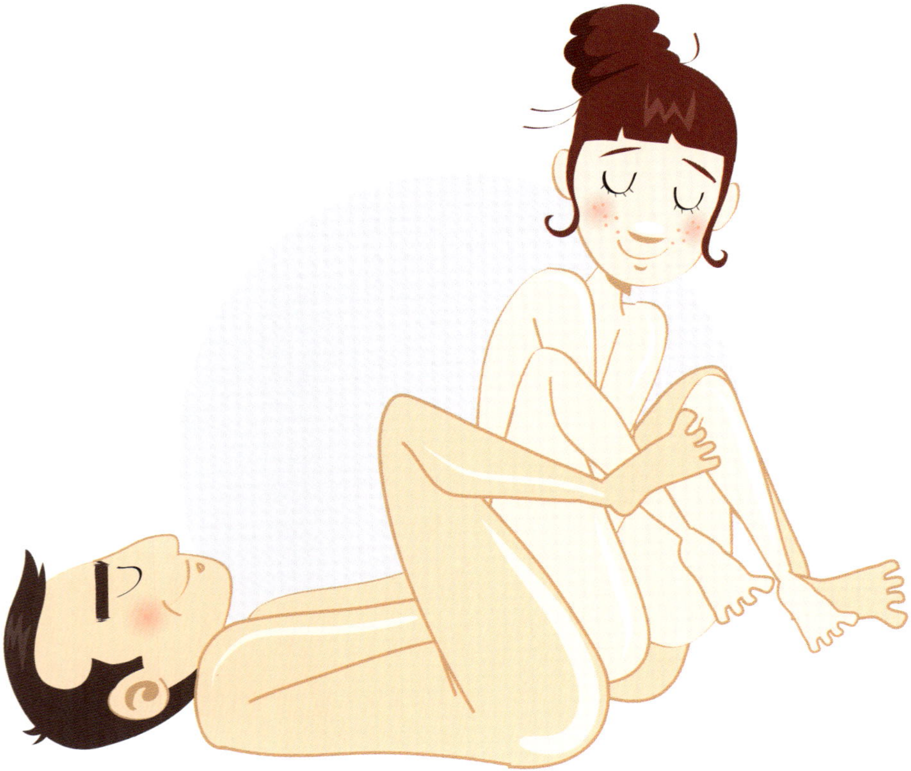

Liebesposition 29:

Der Balanceakt

Der Mann liegt auf dem Rücken, die Beine angewinkelt. Er hält die Frau, die mit dem Rücken zu ihm auf ihm sitzt, an der Hüfte. In dieser Position steuert er den Bewegungsrhythmus. Die Frau kann die Peniswurzel streicheln – eine höchst sensible und erogene Zone.

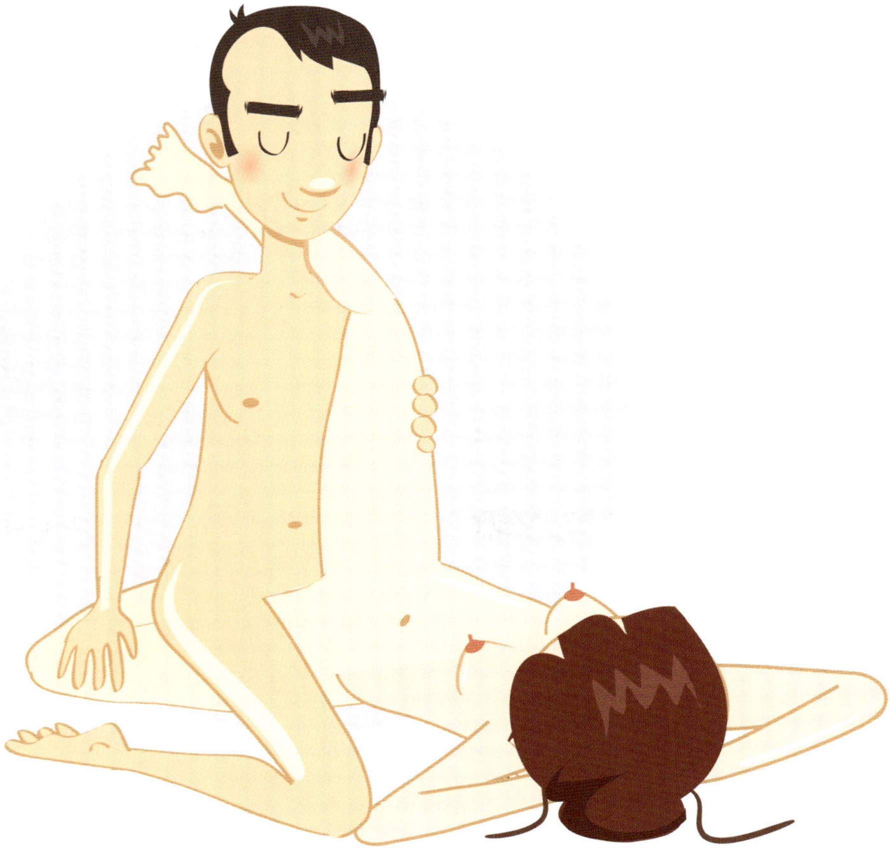

Liebesposition 30:

Der Beinstrecker

Auf dem Rücken liegend hebt die Frau ein Bein auf die Schulter ihres Partners. Der Mann kniet vor ihr und dringt in sie ein, während er ihre weit gespreizten Beine in Position hält. Mit ihren freien Händen kann die Frau ihre Brüste oder den Penis ihres Partners streicheln.

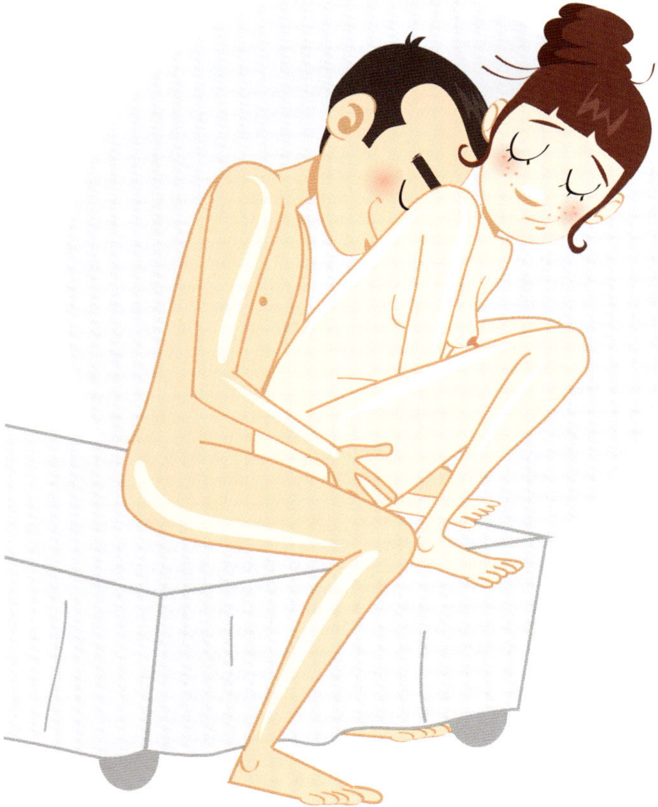

Liebesposition 31:

Der Frosch

Der Mann hockt auf der Bettkante. Seine Partnerin sitzt mit dem Rücken zu ihm auf seinem Schoß und zwar so, dass sein Penis in sie eindringen kann. Sie bewegt sich auf und ab, indem sie die Hände auf seinen Schenkeln abstützt. Der Mann kann ihre Bewegungen unterstützen, indem er ihren Po anhebt. Er kann auch ihre Brüste und ihre Klitoris streicheln.

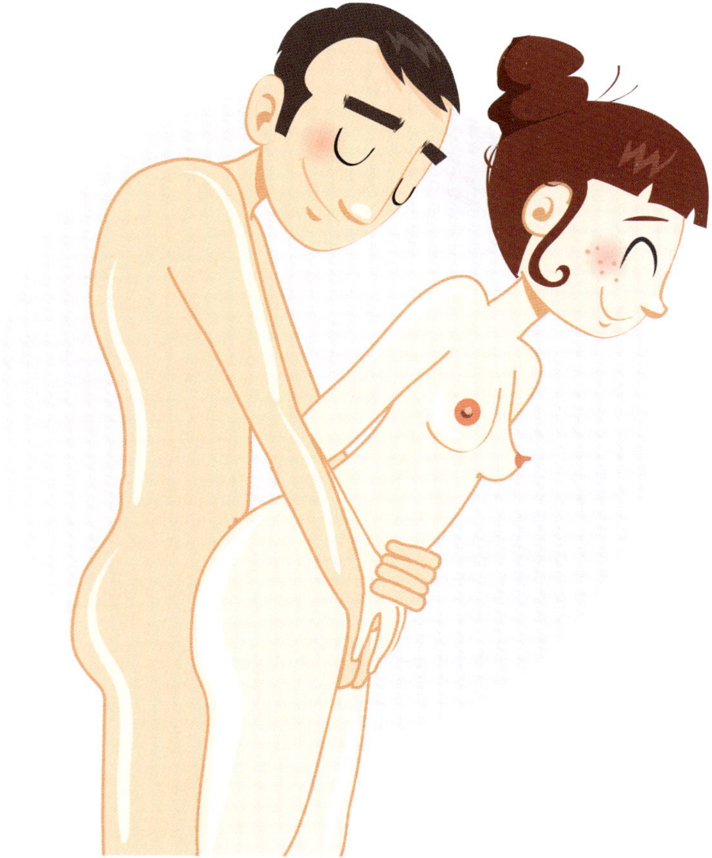

Liebesposition 32:

Die Standhafte

Mann und Frau stehen aufrecht, Po und Becken fest aneinandergedrückt. Sie wendet ihm den Rücken zu, neigt sich leicht nach vorne. Er dringt von hinten in sie ein und liebkost dabei ihre Klitoris. Die Frau kann sich auch auf einen Tisch stützen, um leichter das Gleichgewicht zu halten.

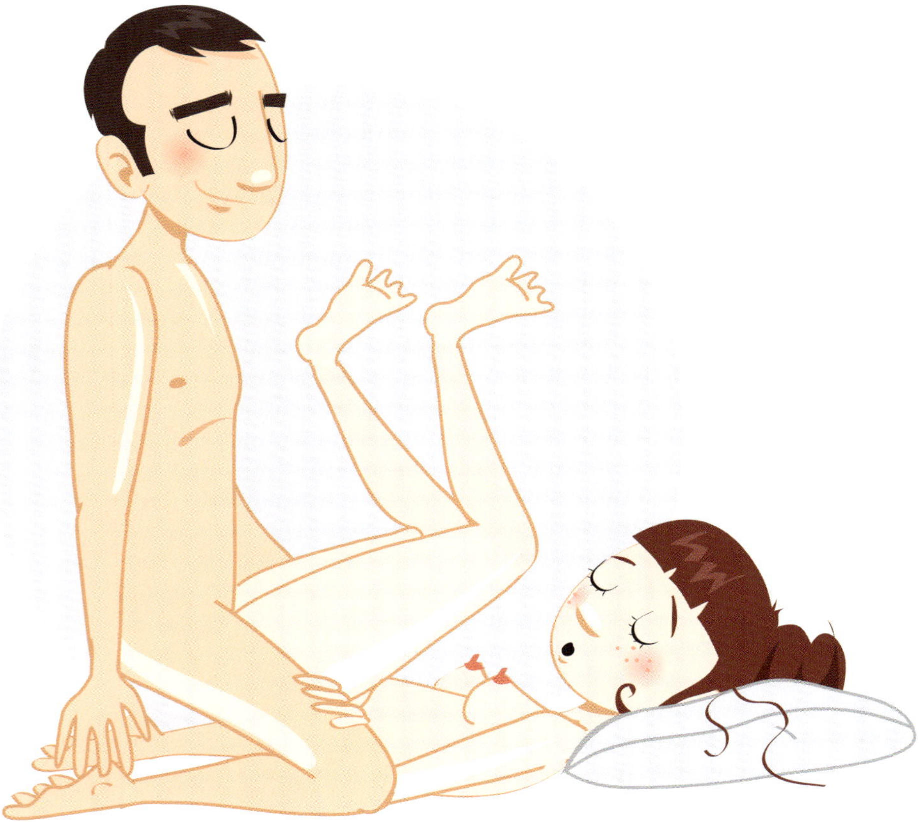

Liebesposition 33:

Die Kerze

Die Frau liegt auf dem Rücken. Ihr Becken ist durch ein Kissen leicht erhöht. Nun streckt sie ihre Beine nach oben und hebt den Po an, um dem Mann ein tiefes Eindringen zu ermöglichen. Er streichelt ihr zärtlich über die Schenkelinnenseiten.

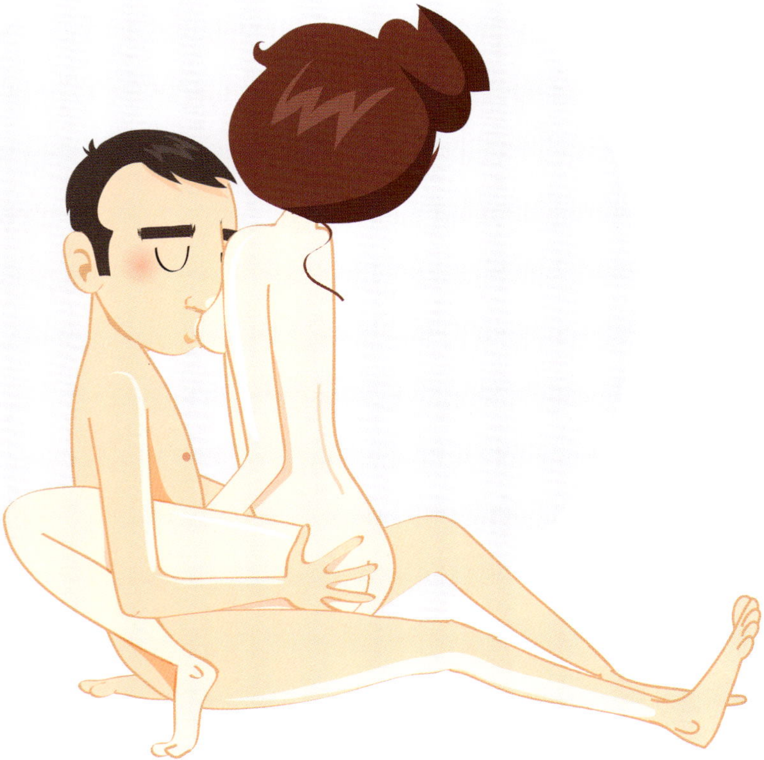

Liebesposition 34:

Die Wippe

Der Mann sitzt auf dem Boden oder auf einem nicht allzu weichen Bett. Sie setzt sich, ihm zugewandt, auf seinen Schoß und klammert sich an ihm fest. Der Mann umfasst sie am Po, um das tiefe Eindringen seines Penis zu ermöglichen.

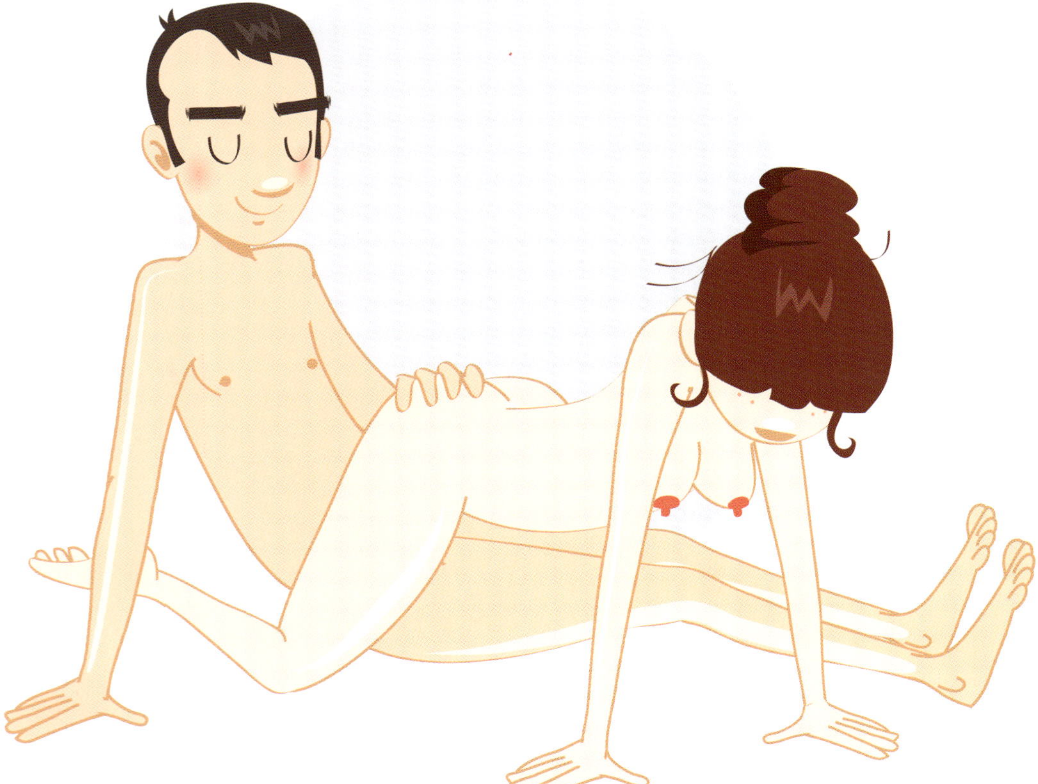

Liebesposition 35:

Die Portugiesische Galeere

Der Mann hat in sitzender Position die Beine ausgestreckt und stützt sich für besseren Halt auf einer Hand ab. Die Frau kniet auf allen vieren vor ihm, den Po ihm zugewandt. Sie bestimmt den Rhythmus der Penetration. Der Mann kann mit seiner freien Hand ihre Brüste und ihren Po streicheln.

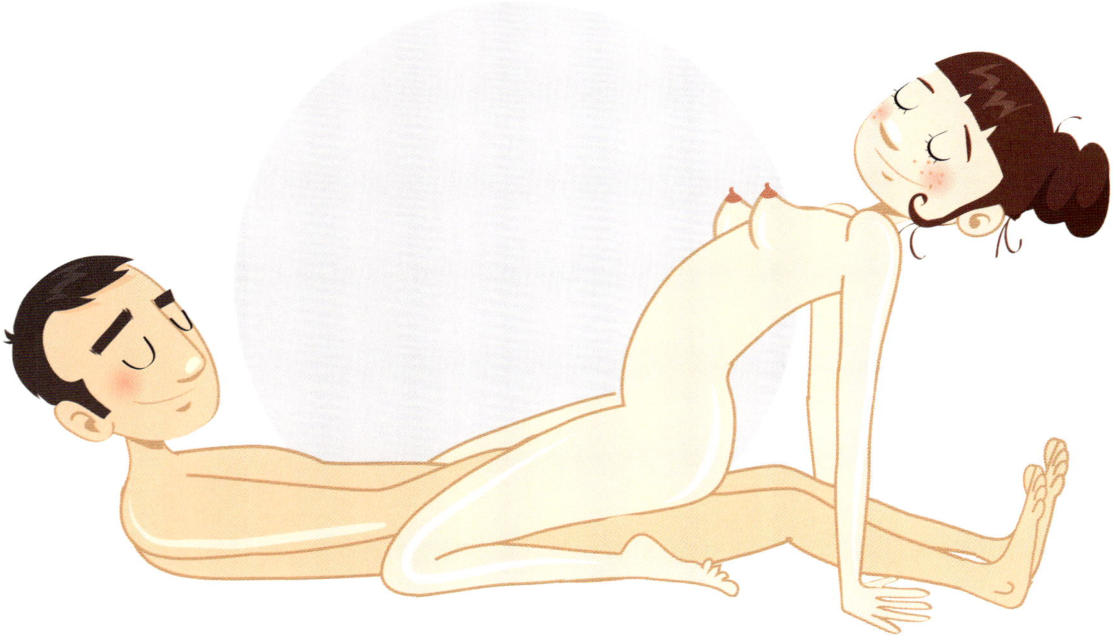

Liebesposition 36:

Der Clip

Der Mann liegt mit geschlossenen Beinen auf dem Rücken. Die Frau sitzt auf ihm, beugt den Oberkörper zurück und stützt sich mit beiden Händen nach hinten ab. Während des Akts, den die Frau mit rhythmischen Bewegungen bestimmt, kann der Mann ihren Venushügel streicheln und die Klitoris stimulieren.

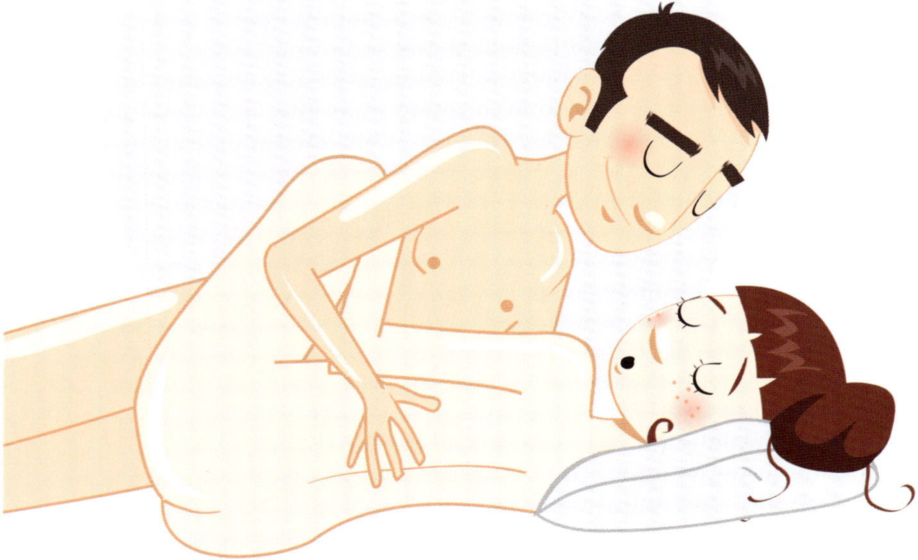

Liebesposition 37:

Face to Face

Mann und Frau liegen auf der Seite, die Gesichter einander zugewandt. Sie zieht die Knie an und umklammert ihn mit ihren Beinen. Während er in sie eindringt, kann sie sein Glied und seinen Nacken streicheln. Sie können sich in dieser Position alles anvertrauen: Das, was sie bevorzugen, und auch das, was sie vielleicht noch gemeinsam entdecken wollen.

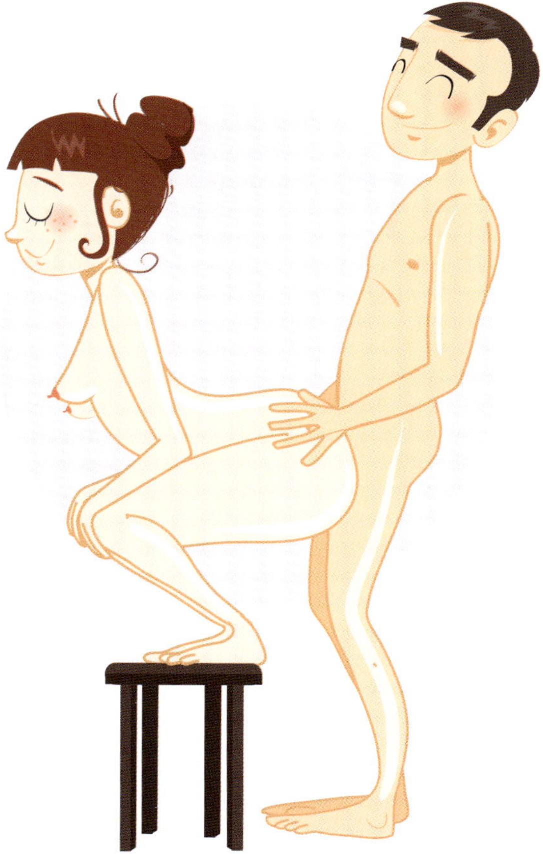

Liebesposition 38:

Die Herausforderung

Die Frau steht auf einem Stuhl, den Oberkörper nach vorne gebeugt und die Ellbogen auf die Knie gestützt. Sie wird vom Mann an der Hüfte gehalten. Er bestimmt dabei den Rhythmus der Vor- und Rückwärtsbewegungen. Wer die körperliche Herausforderung annimmt, hat garantiert einen optimalen Lustgewinn.

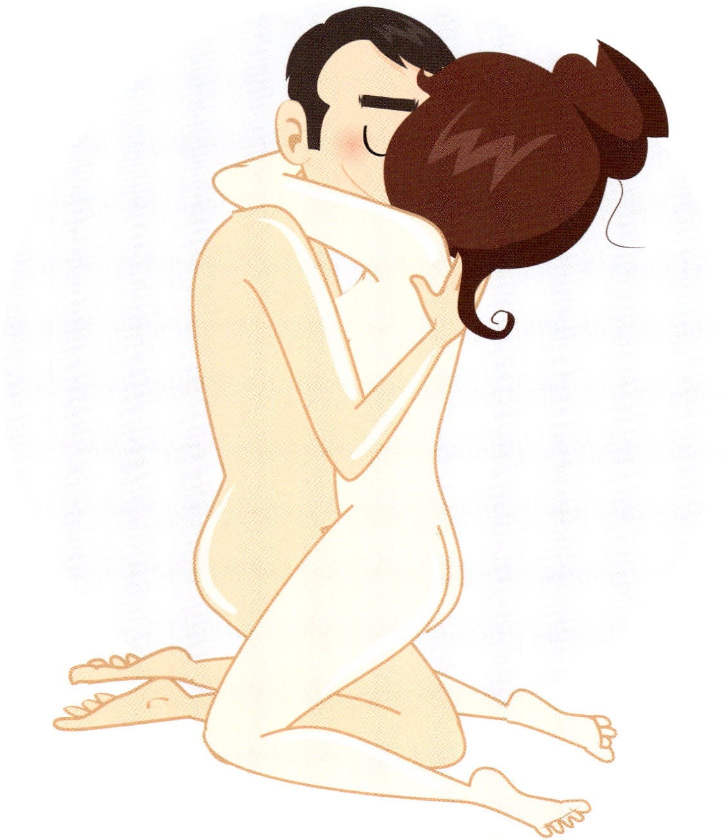

Liebesposition 39:

Der Kniefall

Frau und Mann knien sich gegenüber. Der Mann schiebt seine Schenkel zwischen ihre und dringt in seine Partnerin ein. In dieser intimen Stellung sind viele Liebkosungen möglich.

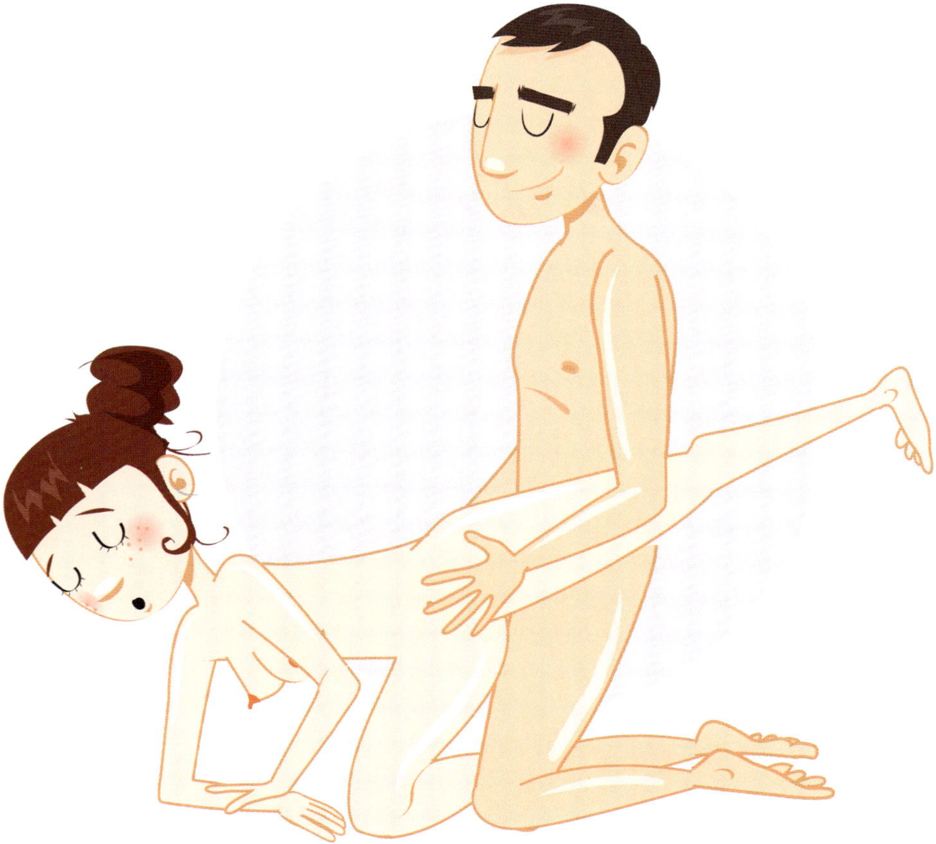

Liebesposition 40:

Die Schubkarre

Die Frau stützt sich nach vorne auf ihre Arme und hebt ein Bein an. Der Mann kniet hinter ihr und hält sie an den Hüften fest, wobei er den Bewegungsrhythmus bestimmt. Diese Position ist eine Übergangsposition, da sie auf Dauer ermüdend für die Partnerin ist.

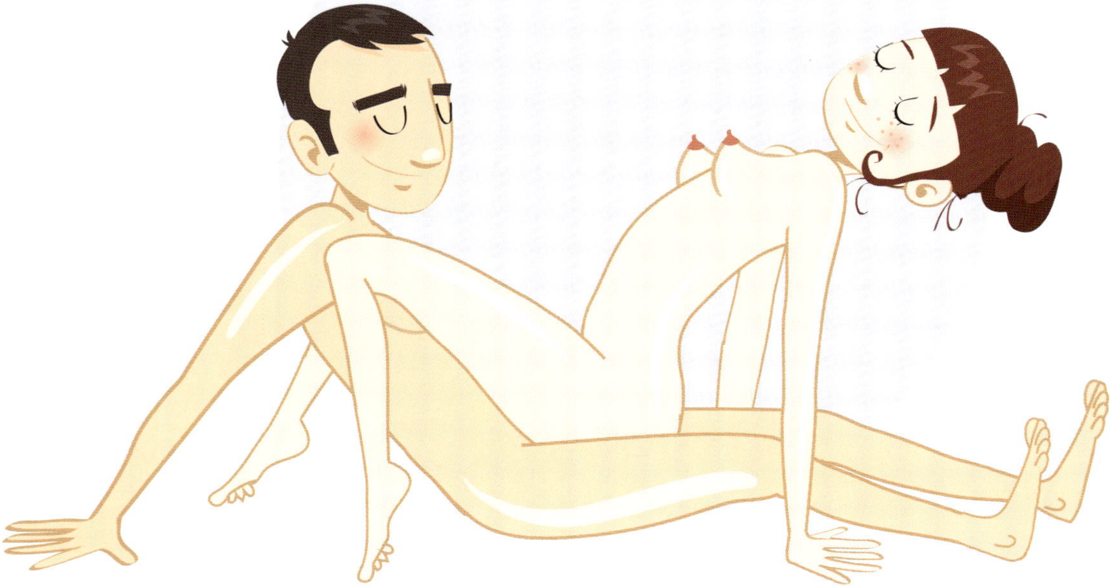

Liebesposition 41:

Die Tarantel

Der Mann sitzt und lehnt sich etwas zurück, indem er sich auf seinen Händen nach hinten abstützt. Die Frau sitzt auf ihm, umklammert ihn mit ihren Schenkeln und lehnt sich ebenfalls etwas zurück. Ihr Becken bleibt frei für rhythmische Stoßbewegungen.

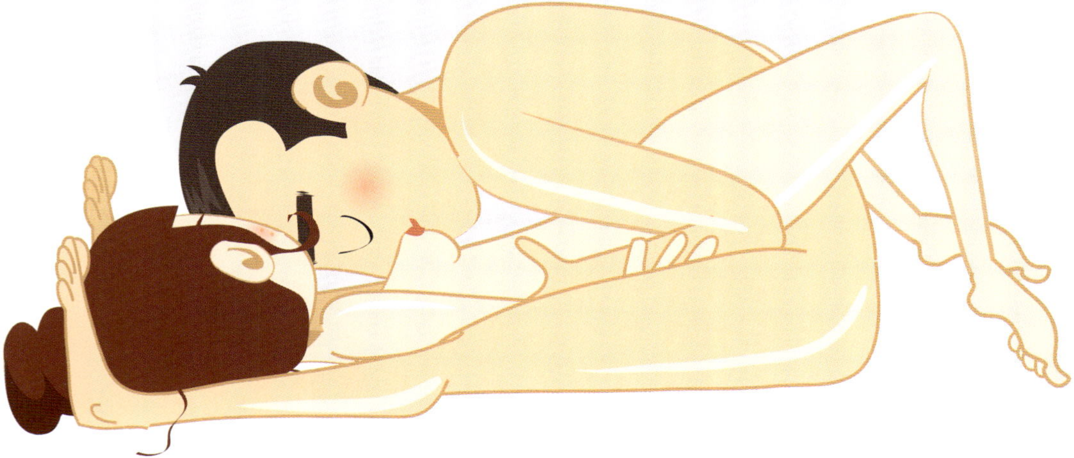

Liebesposition 42:

Die Hingabe

Die Frau liegt auf dem Rücken, die Beine aufgestellt. Der Mann rutscht zwischen ihre gespreizten Schenkel und hebt ihr Becken an, um in sie einzudringen. Er beugt sich vor und küsst ihren Bauch. Er bestimmt dabei den Bewegungsrhythmus, während die Frau sich völlig entspannt.

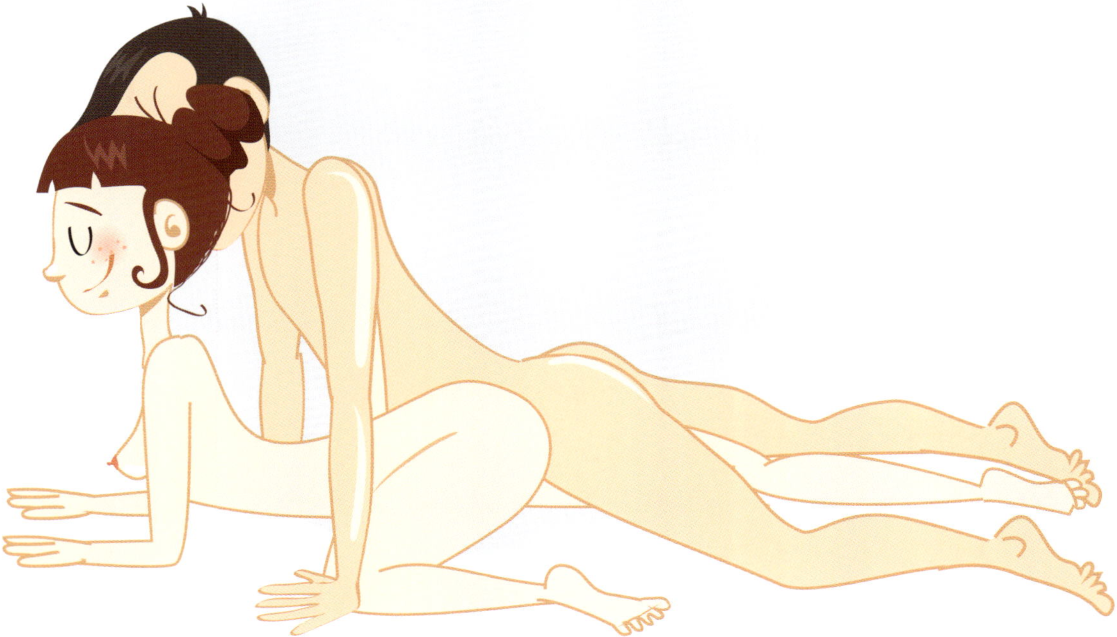

Liebesposition 43:

Die Sphinx

Die Frau kniet auf allen vieren und stützt sich nach vorne auf ihre Unterarme, ein Bein hat sie leicht angezogen. Der Mann beugt sich von hinten über sie und dringt mit sanften Stoßbewegungen in sie ein. Das Tempo kann je nach Belieben gesteigert werden.

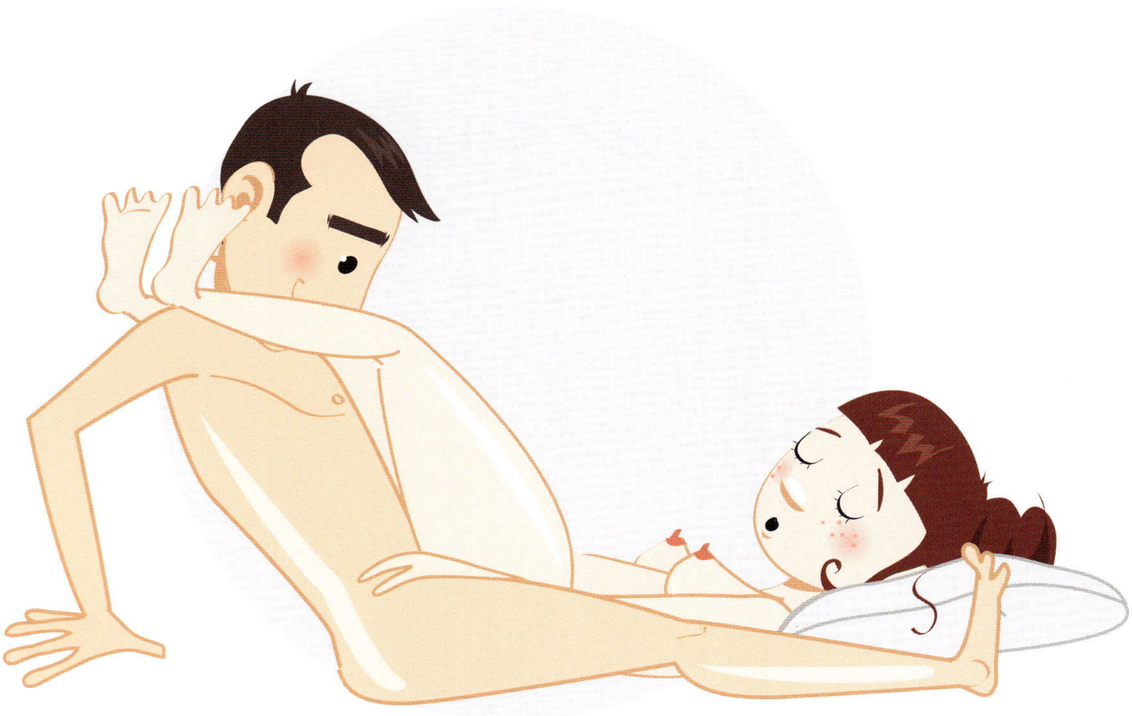

Liebesposition 44:

Der Liegestuhl

Der Mann sitzt und stützt sich auf seine Hände nach hinten ab. Die Frau liegt vor ihm, ihre Beine ruhen auf seinen Schultern. Sie bewegt sich sanft vor und zurück. In dieser Position dringt der Penis besonders tief ein und bringt so einen großen Lustgewinn für beide Partner.

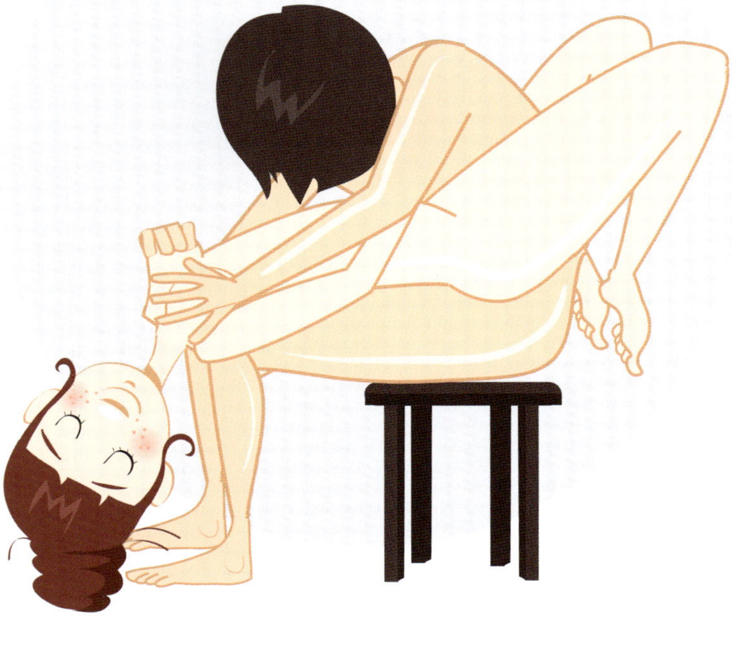

Liebesposition 45:

Upside Down

Der Mann sitzt auf einem Stuhl. Sie hockt auf seinem Schoß und lehnt sich dann in die Rückbeuge, während sie sich mit den Schenkeln fest an ihn klammert. Den Kopf eventuell durch ein Kissen stützen! Der Mann dringt in sie ein und streichelt dabei ihre Brüste. Diese etwas akrobatische Position verlangt viel Beweglichkeit.

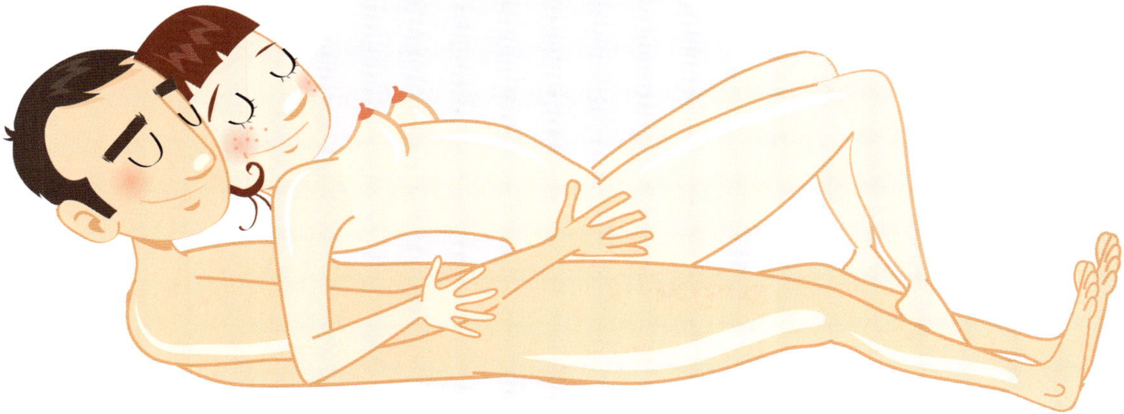

Liebesposition 46:

Der Doppeldecker

Der Mann liegt auf dem Rücken, die Frau in selber Blickrichtung auf ihm. Ihre Beine sind angewinkelt, die Füße hat sie auf seinen Knien platziert. Er fasst seine Partnerin an der Hüfte und dringt mit sanften Bewegungen ein. Sie unterstützt ihn dabei, indem sie das Becken hebt und senkt. Diese Position eignet sich gut als Übergang in eine andere Stellung, da der Mann die Frau einfach zu sich herumdrehen kann.

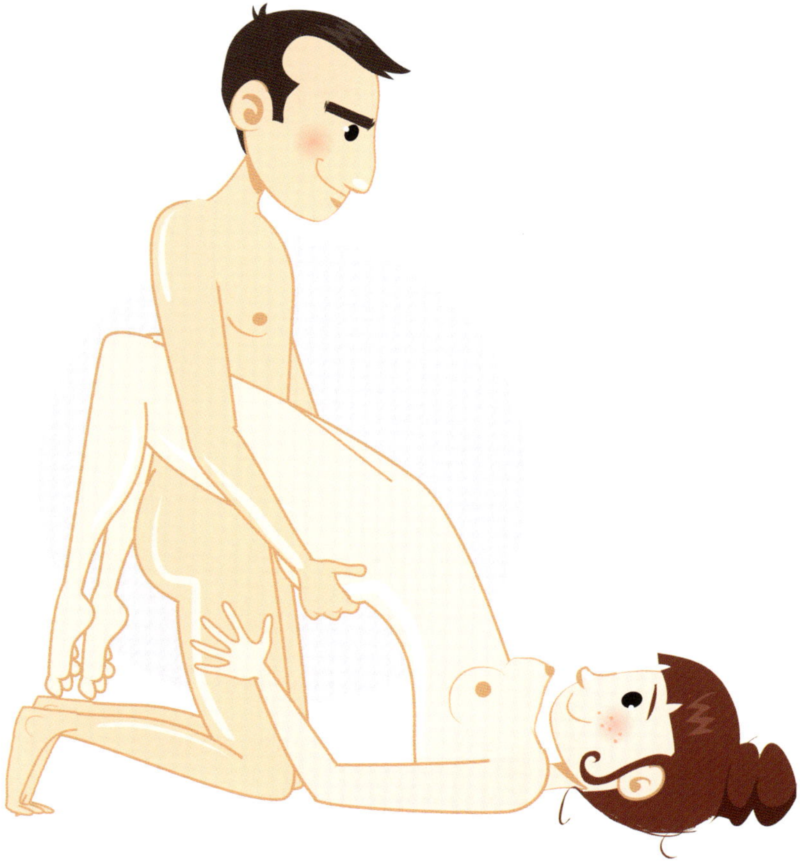

Liebesposition 47:

Der Flipper

Die Frau turnt eine „Brücke“. Der Mann kniet zwischen ihren Beinen und fasst sie an der Hüfte, während er sanft eindringt. Diese eher sportliche Position führt zu einem schnellen Höhepunkt, kann jedoch nicht lange gehalten werden. Von dieser Stellung sollte man daher bald in eine komfortablere Position übergehen.

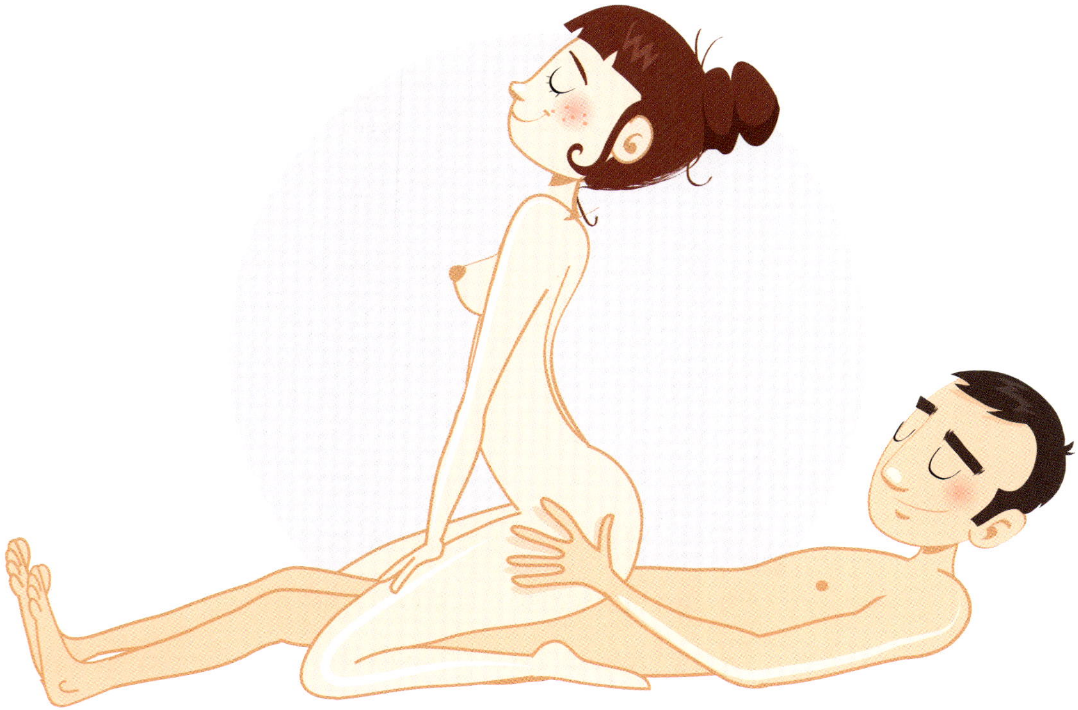

Liebesposition 48:

Die verirrte Reiterin

Der Mann liegt auf dem Rücken. Sie setzt sich mit dem Rücken zu ihm auf seinen Schoß und nimmt seinen Penis in sich auf. In dieser Position kann sie entweder sein Glied oder ihre Klitoris mit leicht angefeuchteten Fingern streicheln.

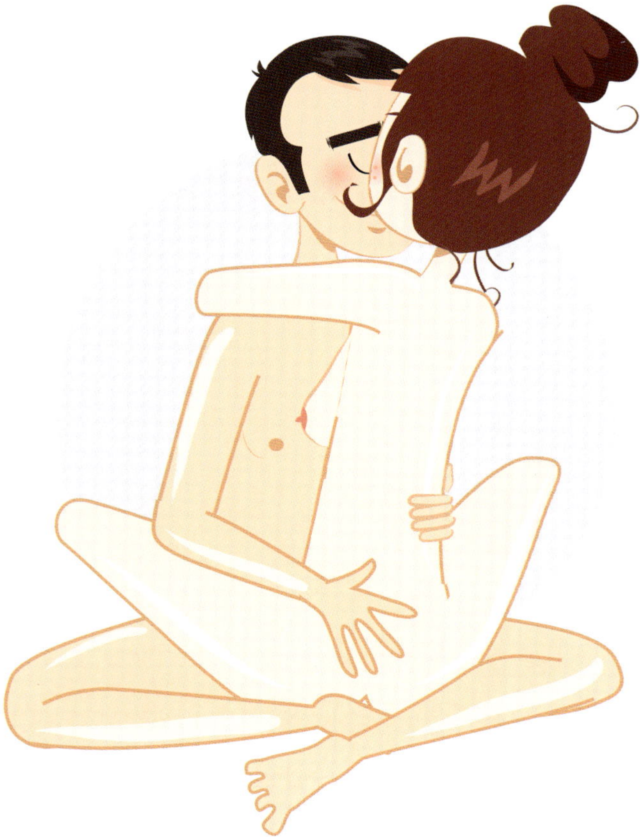

Liebesposition 49:

Die Lotusstellung

Der Mann sitzt im Schneidersitz auf dem Bett, die Frau auf seinen Schoß. Während er in sie eindringt, bestimmt er den Bewegungsrhythmus und liebkost ihre Brüste mit dem Mund.

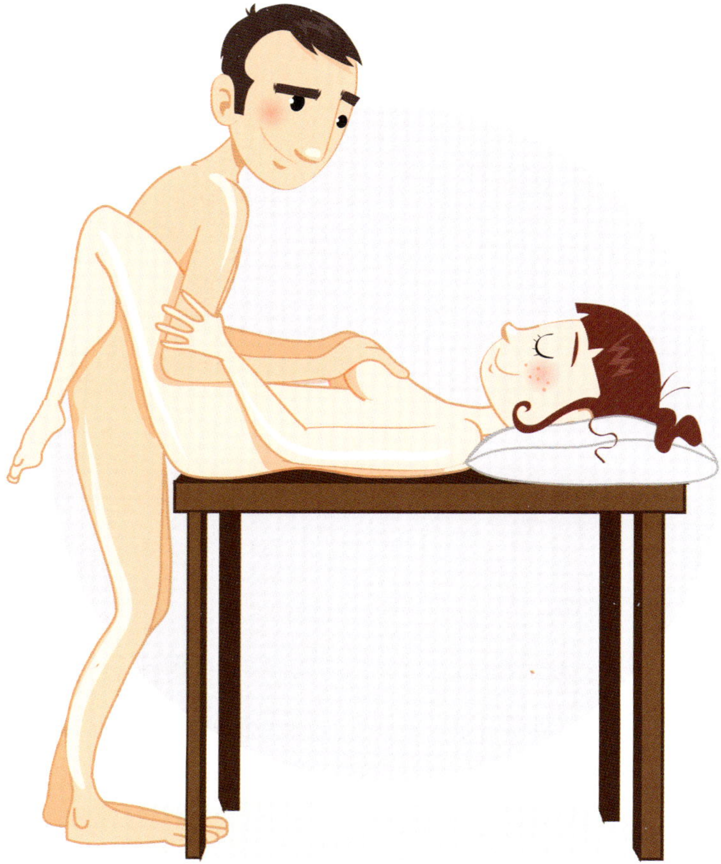

Liebesposition 50:

Im rechten Winkel

Die Frau liegt auf dem Rücken, der Po nah an der Bettkante. Der Mann kniet auf Kissen vor ihr auf dem Boden und dringt ein, während er ihre Klitoris und ihre Brüste streichelt. Etwas bequemer für ihn wird es, wenn die Position im Stehen an einem Tisch ausgeführt wird.

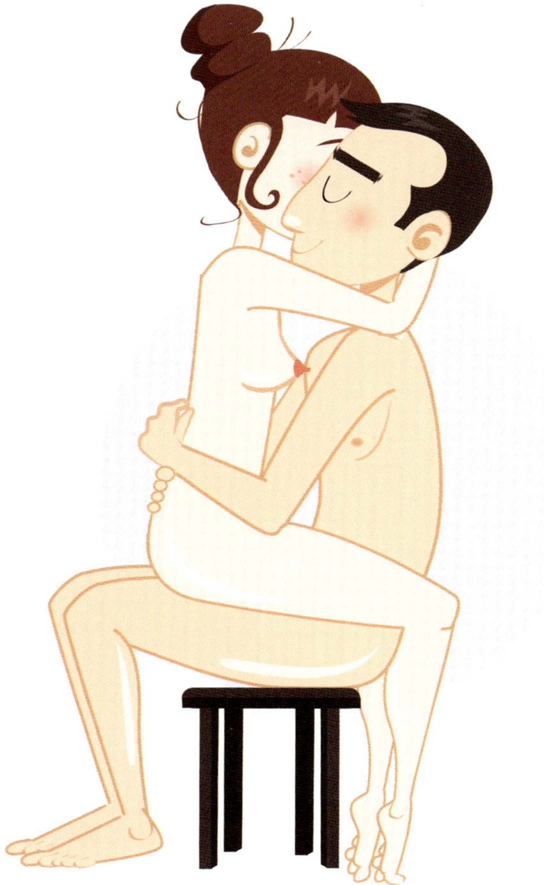

Liebesposition 51:

Die Amazone

Der Mann sitzt bequem auf einem Stuhl, die Frau auf seinem Schoß. Während er sich in ihr bewegt, liebkost er ihre Brüste. Eine sehr stimulierende Position.

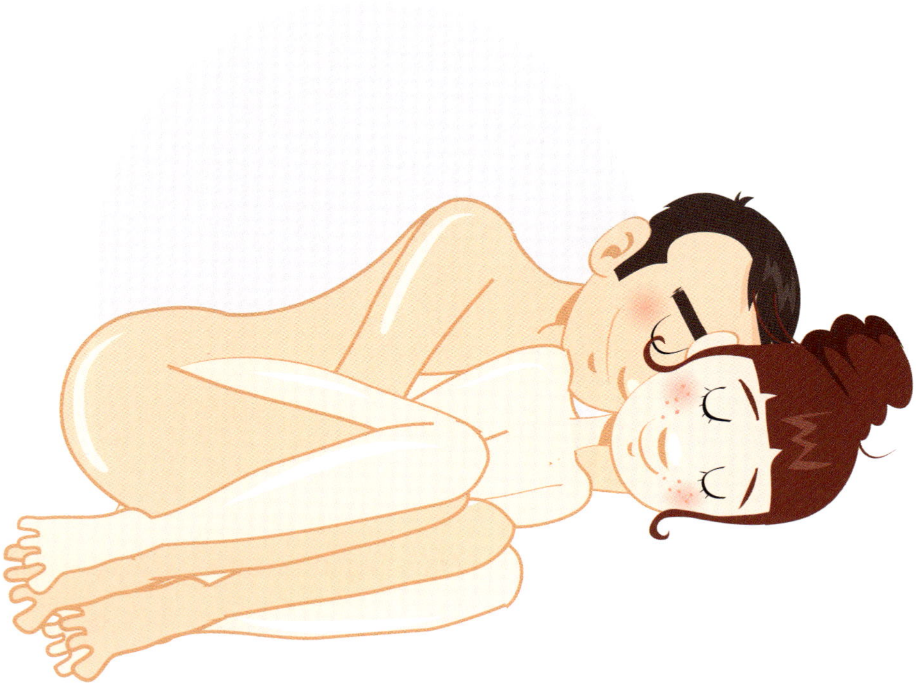

Liebesposition 52:

Close-up

Mann und Frau liegen auf der Seite, der Mann schmiegt sich von hinten an seine Partnerin. Sie umklammert ihn mit ihren Schenkeln, er streichelt ihre Klitoris.

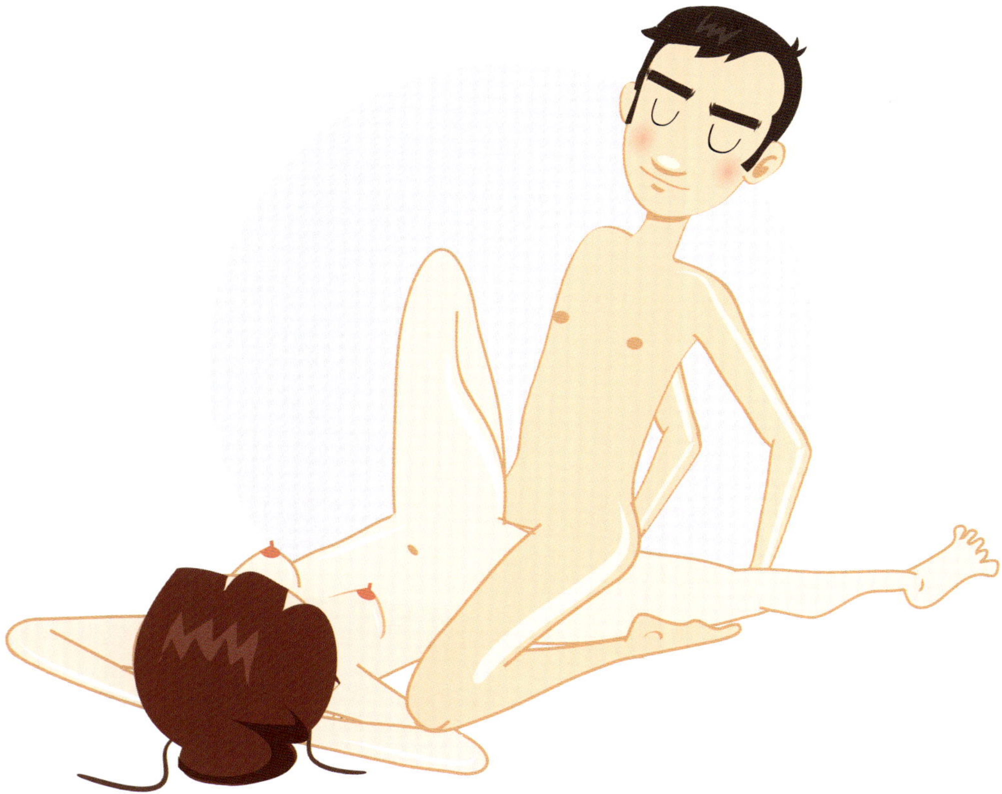

Liebesposition 53:

Der Stern

Die Frau liegt auf dem Rücken, ein Bein aufgestellt, das andere ausgestreckt. Der Mann kniet zwischen ihren Beinen, schiebt ein Bein unter ihren Po und stützt sich mit den Händen ab. Die Frau kann bequem ihren eigenen Körper streicheln oder den ihres Partners.

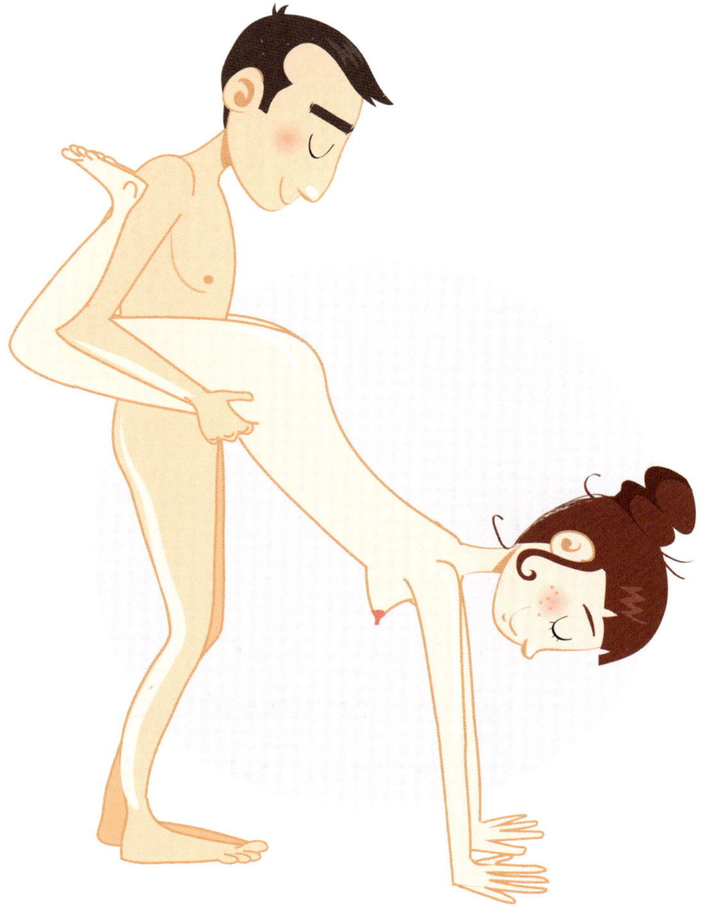

Liebesposition 54:

Vulkanfieber

Sportlich: Sie turnt einen Handstand, während er hinter ihr steht und ihre Hüften umfasst, um ihr Halt zu geben und eindringen zu können. Diese Stellung erfordert Übung. Außerdem sollten beide Partner gut trainiert sein!

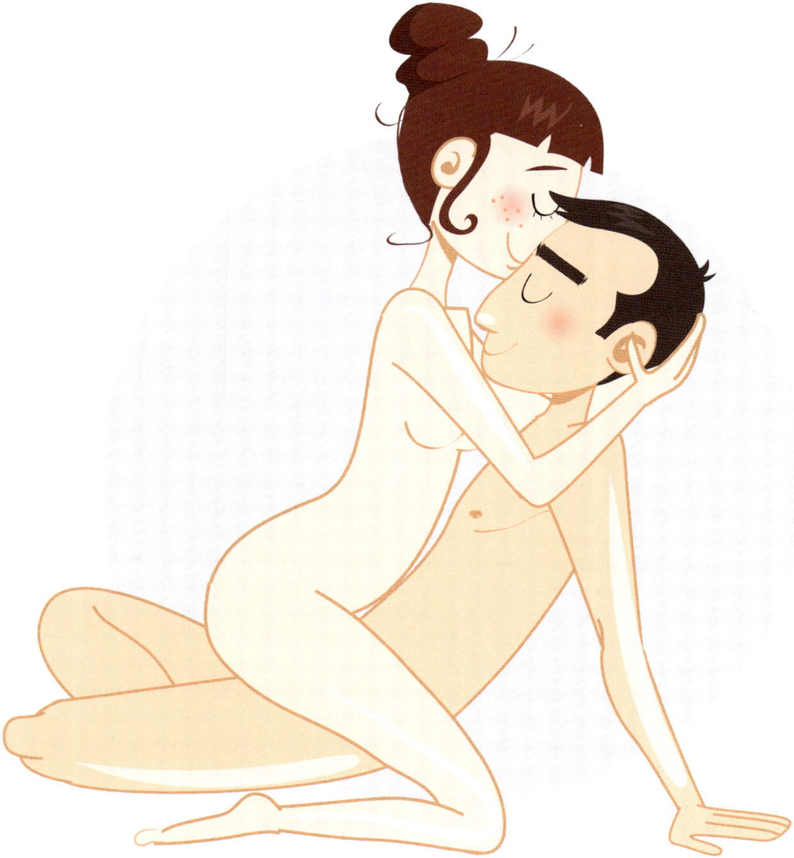

Liebesposition 55:

Das fantastische Schaukelpferd

Er sitzt im Schneidersitz und stützt sich nach hinten ab. Sie sitzt mit dem Gesicht zu ihm auf seinem Schoß. Dabei umschließt sie ihn fest mit ihren Schenkeln. Während des Akts bestimmt sie Tempo und Tiefe der Penetration. Wenn er mit dem Rücken gegen eine Wand lehnt, hat er die Hände für Liebkosungen frei.

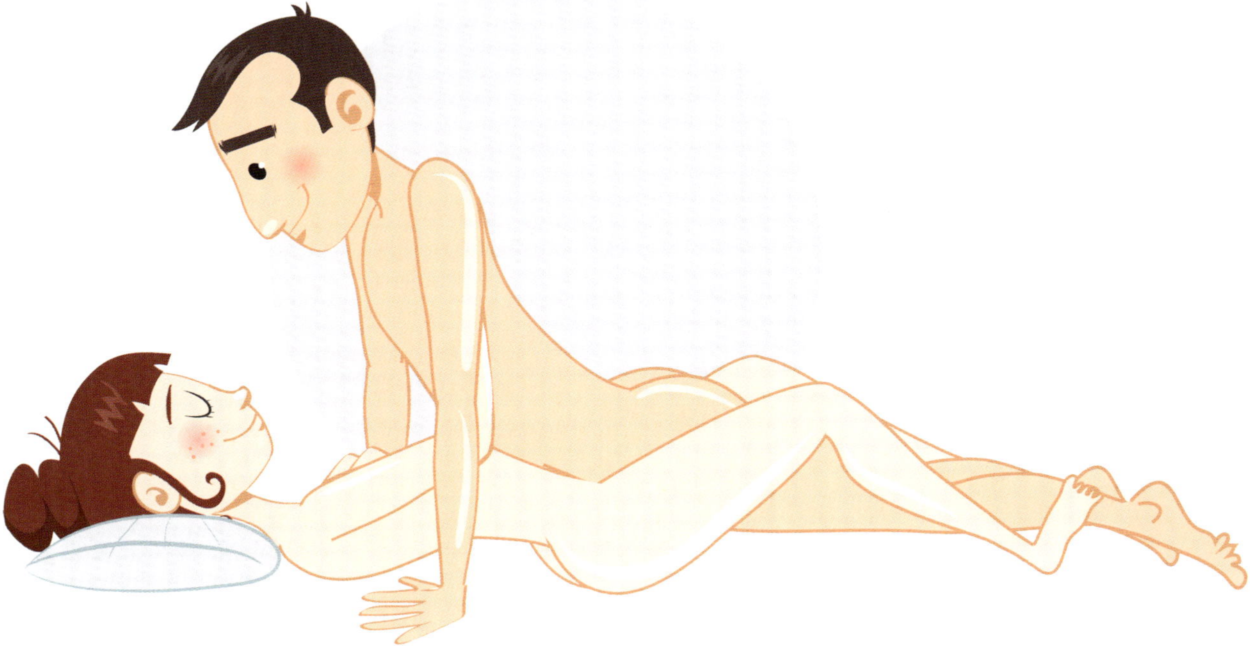

Liebesposition 56:

Die 8er Nummer

Sie liegt mit aufgestellten Beinen auf dem Rücken, eventuell mit einem Kissen unter dem Po, damit er leichter eindringen kann. Er liegt über ihr und stützt sich mit den Armen rechts und links neben ihrem Kopf ab. Sie legt ihre Hände an seine Hüften und animiert ihn dazu, mit seinen Lenden 8er-Kreise zu ziehen. Eine liegende 8 ist das Symbol der Unendlichkeit!

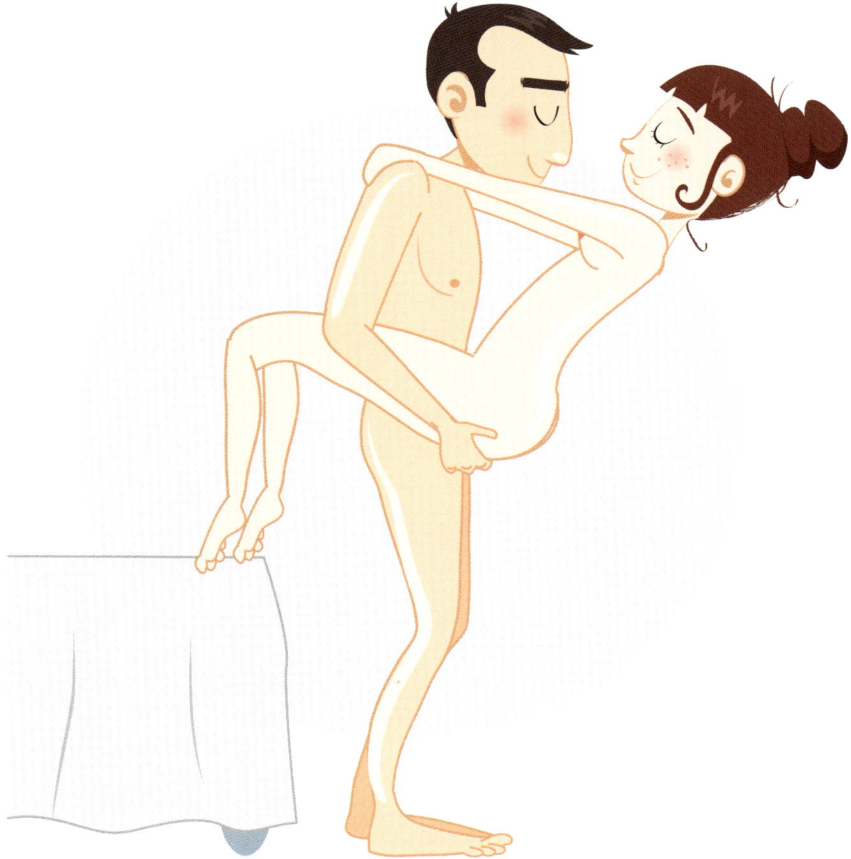

Liebesposition 57:

Der Aufstieg zur Lust

Er steht aufrecht, die Füße fest am Boden verankert. Sie stellt sich vor ihn und lässt sich von ihm hochheben. Dann schlingt sie ihre Beine um ihn. Jetzt kann er mit ihr Aufzug spielen, indem er sie beliebig nach unten oder oben bewegt.

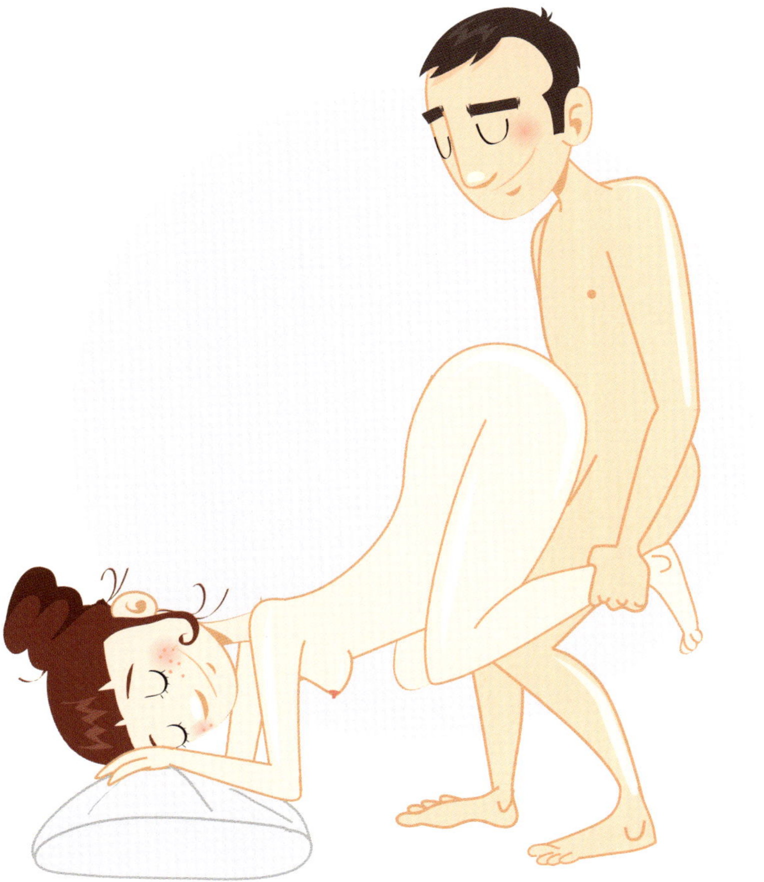

Liebesposition 58:

Die leidenschaftliche Schubkarre

Sie hockt in der Ausgangsstellung der Schubkarre. Als Hilfsmittel legt man sich ein Kissen unter die Stirn. Er steht hinter ihr, umfasst ihre Fußgelenke und hebt so ihre Beine nach oben. Sie zieht die Knie Richtung Brust und legt ihre Schenkel auf seine. Damit es nicht zu anstrengend wird, sollte sie sich auf die Unterarme stützen.

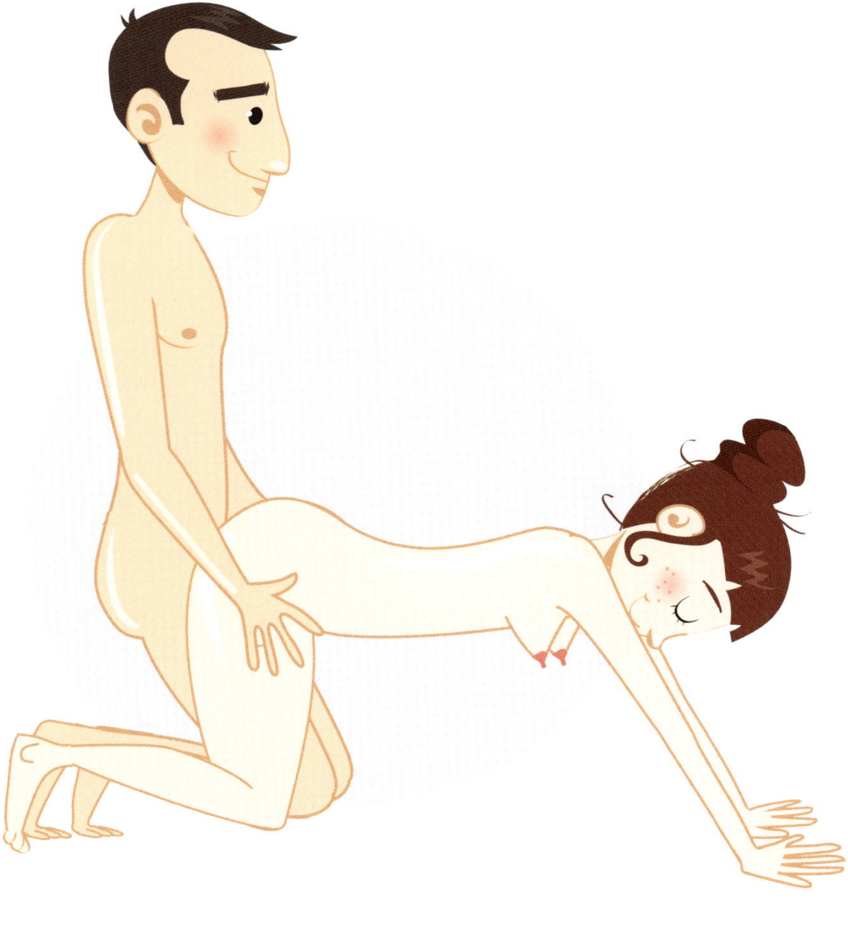

Liebesposition 59:

Der Super-G

Sie kniet auf allen vieren und verlagert das Gewicht auf die Hände. Der Kopf ist nach unten gerichtet. Er kniet hinter ihr und hält sie an den Hüften fest. Diese Stellung ist auch als Hündchenstellung bekannt und gehört zu den Favoriten des Kamasutra. Vermeiden Sie die Position auf einem Teppichboden, sonst haben Sie ganz schnell aufgescheuerte Knie!

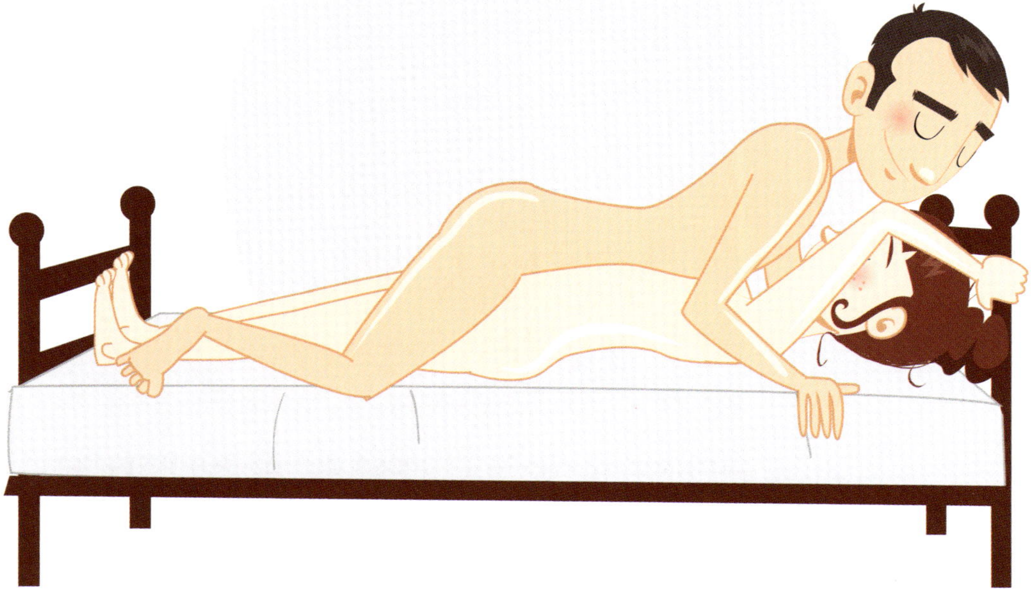

Liebesposition 60:

Das Nirvana

Sie liegt auf dem Rücken, streckt die Beine aus und die Arme über den Kopf. Er legt sich auf sie. Während er sich in ihr bewegt, spannt sie alle Muskeln an, zieht ihre Schenkel eng zusammen und stemmt die Arme geben den oberen Bettrahmen. So intensiviert sie die Penetrationswirkung und sorgt für eine natürliche Stimulierung der Klitoris.

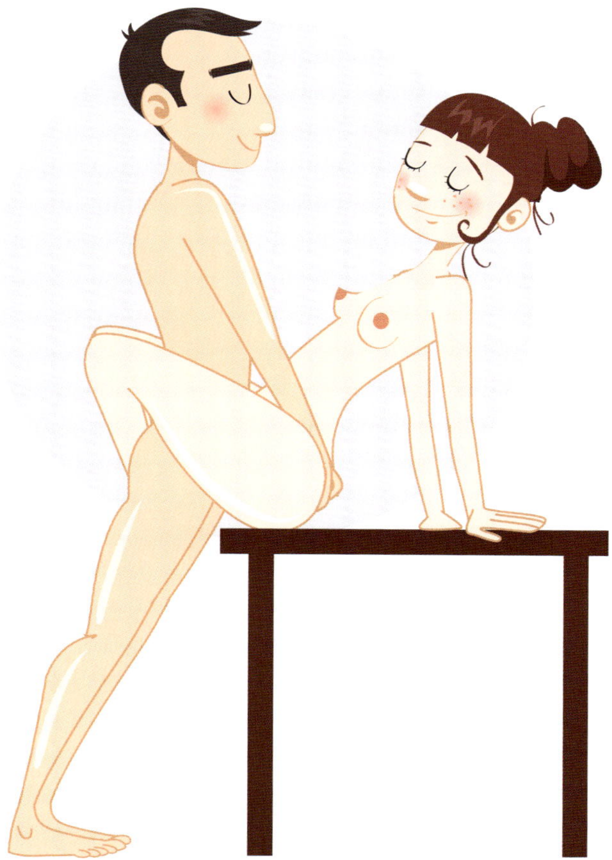

Liebesposition 61:

Das Vorhängeschloss

Sie klettert auf ein höheres Möbelstück (Arbeitsplatte, Waschmaschine ...), setzt sich im Schneidersitz an den Rand des Möbels und stützt sich mit den Armen nach hinten ab. Er steht vor ihr. Nun schlingt sie ihre Beine fest um seine Hüften. Er schaut ihr tief in die Augen und beginnt dann mit seinen Stoßbewegungen.

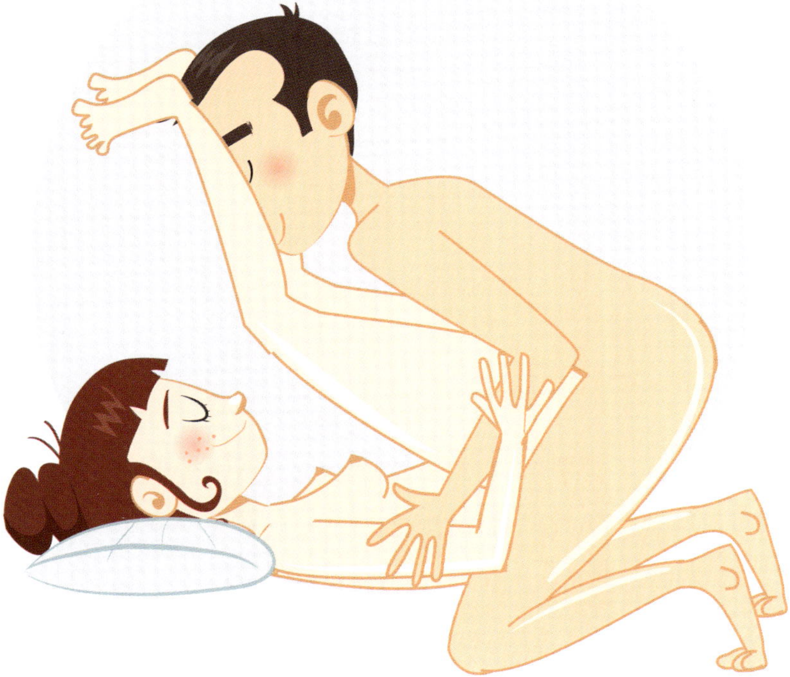

Liebesposition 62:

Der Rock 'n' Roller

Sie liegt auf dem Rücken und streckt die Beine in Kopfrichtung nach hinten. Er kniet vor ihr und spreizt ihre Beine, dann positioniert er seinen Kopf dazwischen. Ihre Beine liegen jetzt links und rechts auf seinen Schultern. Er hält sie an den Hüften fest und lehnt sich nach vorn über sie. Sie genießt die Schaukelbewegungen, die Partner haben intensiven Blickkontakt.

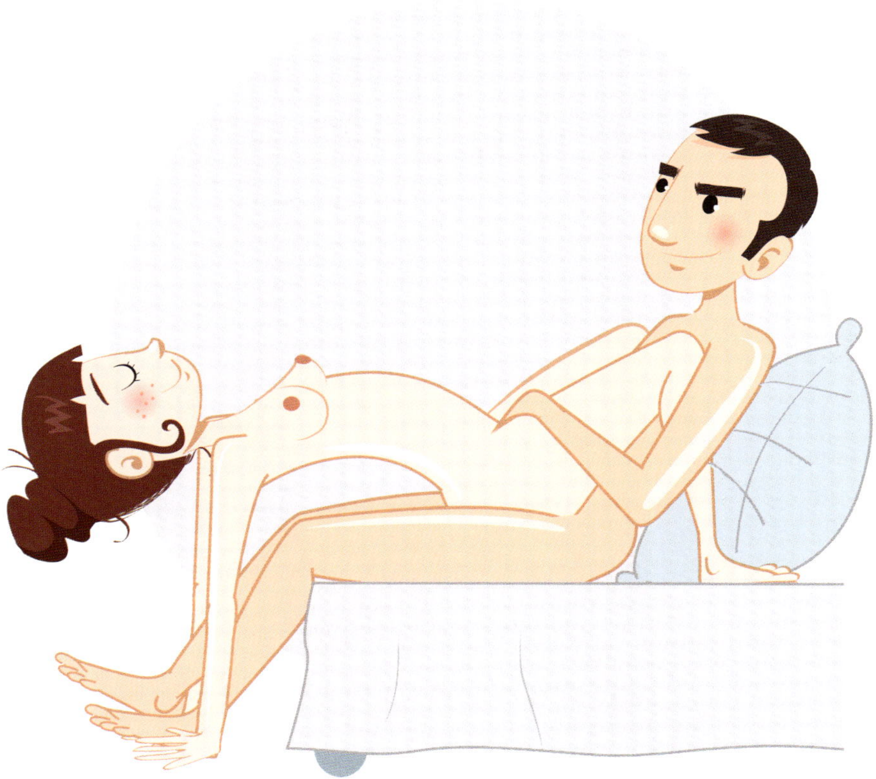

Liebesposition 63:

Die Sofakarriere

Er sitzt auf einem Sofa oder einem Sessel mit Rückenlehne. Seine Füße berühren den Boden. Sie sitzt auf seinem Schoß, die Gesichter einander zugewandt. Dann lässt sie den Oberkörper zurück bis auf seine Schenkel sinken. Sie öffnet und schließt ihre Schenkel, um das Tempo zu bestimmen.

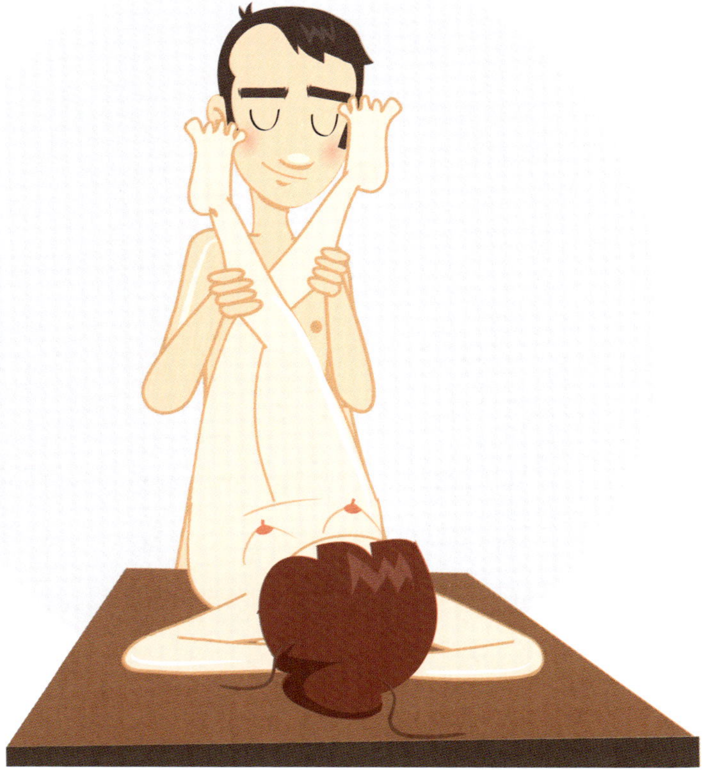

Liebesposition 64:

Die sexy Schere

Sie liegt auf einem Tisch und rutscht mit dem Becken bis an den Rand. Dann streckt sie ihre Beine senkrecht in die Höhe. Er steht vor ihr und greift nach ihren Fußknöcheln. Er schiebt ihre Beine auseinander und dringt ein. Während er sich in ihr bewegt, kreuzt und öffnet er ihre Beine abwechselnd.

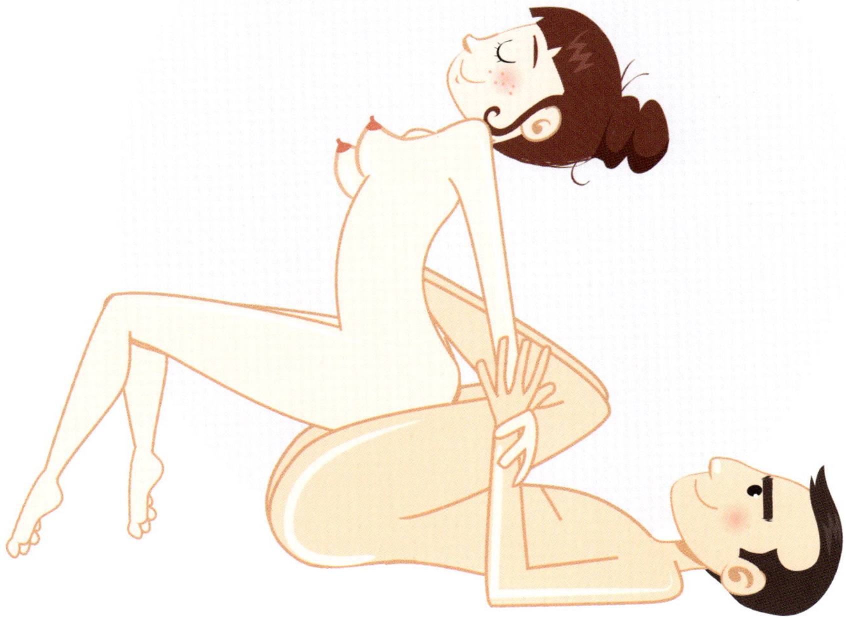

Liebesposition 65:

Der Affe

Der Mann liegt auf dem Rücken und zieht die Knie an. Sie hockt mit dem Rücken zu ihm auf ihm. Je mehr sie ihr Gewicht auf die Beine verlagert, umso leichter wird es für ihn. Intensiv: Durch das tiefe Eindringen sorgt die Stellung für besonders sinnliche Momente. Vor allem für die Frau braucht es aber einiges an Muskelkraft und Gleichgewichtssinn.

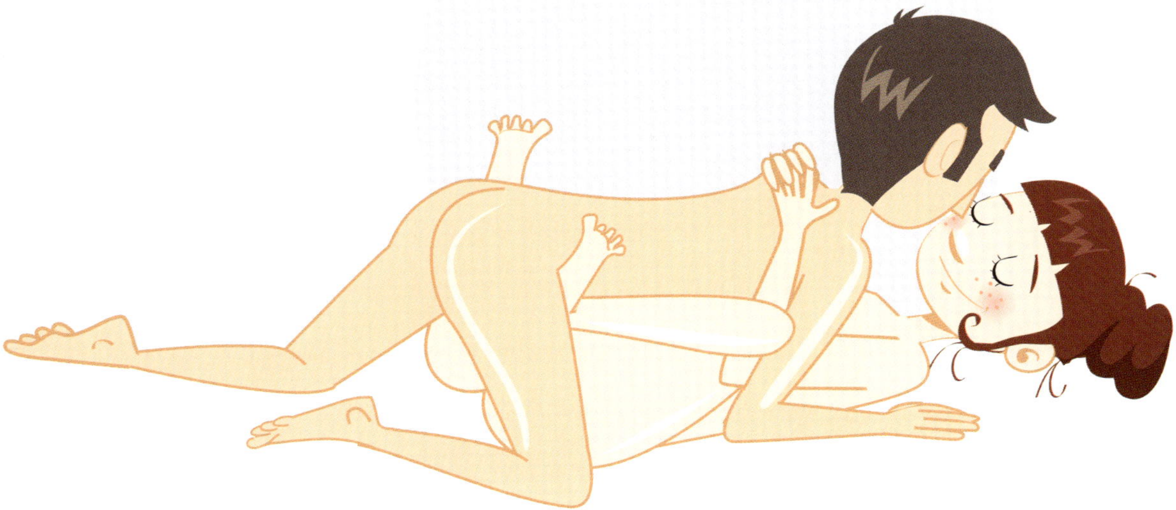

Liebesposition 66:

Der Lotus-Sitz

Die Frau liegt auf dem Rücken und verschränkt ihre angewinkelten Beine, während der Mann von oben in sie eindringt. Damit die Frau nicht sein ganzes Gewicht tragen muss, empfiehlt es sich, dass er sich auf den Armen abstützt. Noch mehr Spaß kann diese Stellung machen, wenn der Mann ein Kissen unter ihren Po schiebt, um den Winkel des Eindringens zu verändern.

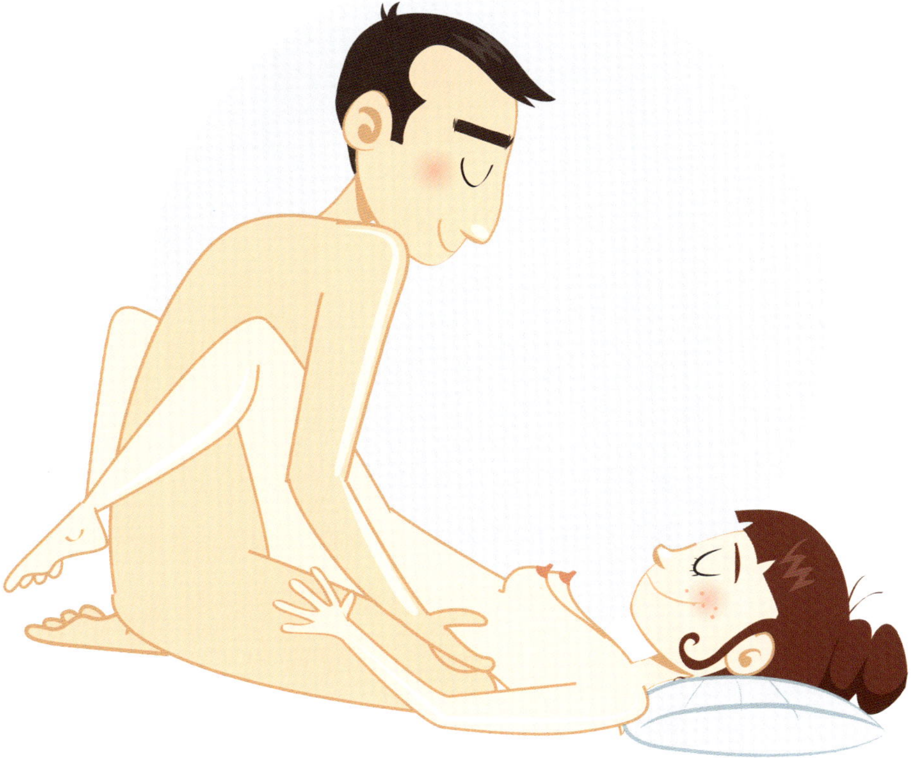

Liebesposition 67:

Weit geöffnet

Der Mann kniet auf dem Bett, sie liegt auf dem Rücken vor ihm, hebt ihren Po an und schlingt die Beine um ihn. Während er ihr mit beiden Händen Stabilität gibt, kann die Frau im Hohlkreuz ihre Brüste zu voller Geltung bringen. In dieser Stellung können beide Partner Schnelligkeit und Intensität gut kontrollieren.

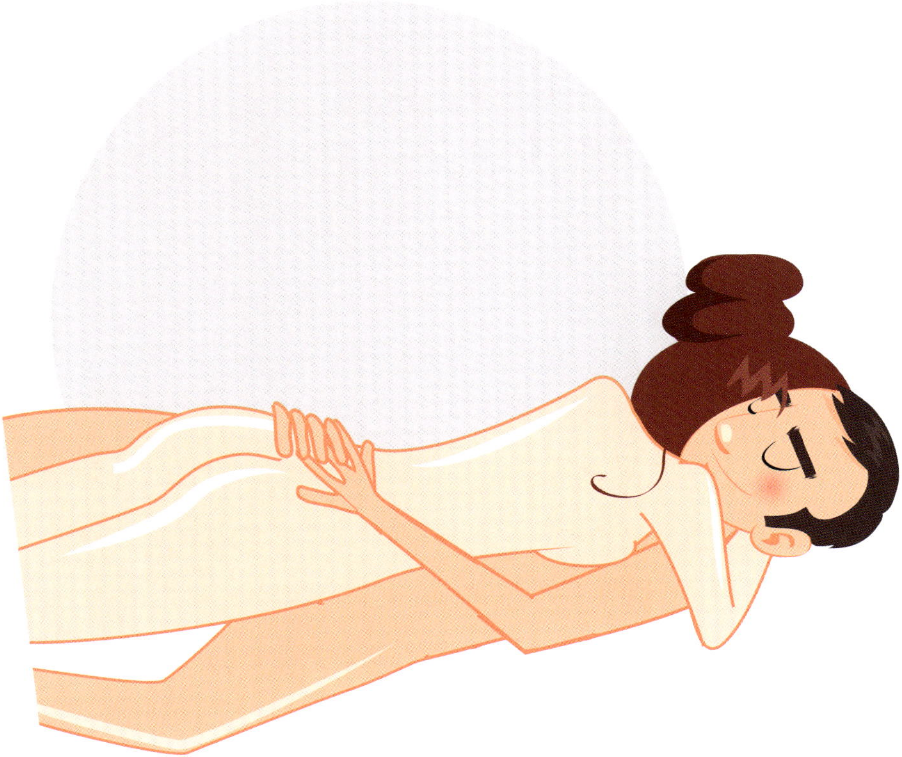

Liebesposition 68:

Die Klammer-Stellung

Er liegt mit ausgestreckten Beinen auf dem Rücken. Sie setzt sich auf ihn und nimmt ihn in sich auf. Nun streckt sie sich der Länge nach auf ihm aus und beginnt, sich vor und zurück zu bewegen – so schnell oder langsam, wie es ihr gefällt. Eine tolle Stellung zum Küssen, für Blickkontakt, Nähe und die volle Portion Körperkontakt! Besonders zu empfehlen ist diese Position für gut ausgestattete Männer, da er nie zu tief eindringen kann und sie stets die volle Kontrolle hat.

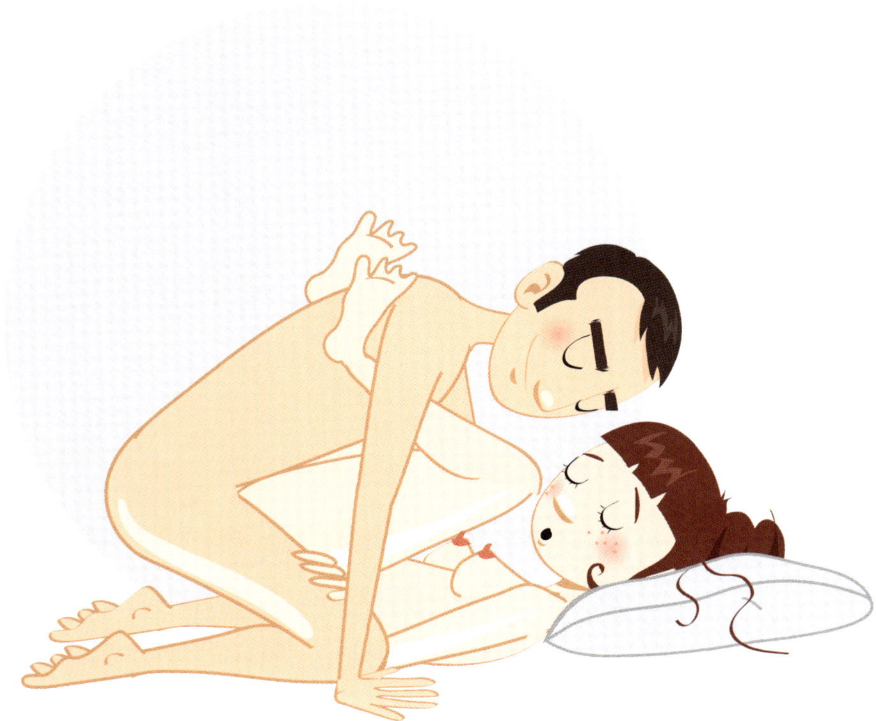

Liebesposition 69:
Indrani

Sie liegt auf dem Rücken, die Knie angewinkelt und zur Brust gezogen. Er kniet vor ihr und dringt ein. Mit ihren Händen auf seinem Po kann die Frau ihren Partner zu sich heranziehen. Etwas stürmischer: Ihre Füße liegen auf seinem Brustkasten auf.

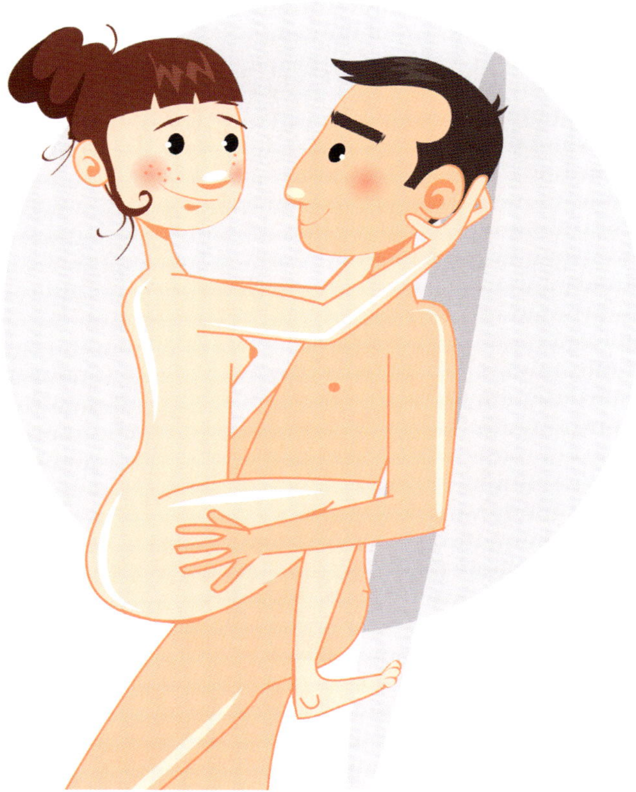

Liebesposition 70:

Der Spannungsbogen

Er steht mit dem Rücken an der Wand und hebt seine Partnerin hoch. Mit ihren Schenkeln umklammert sie seine Taille. Um sich zu stabilisieren, berührt sie mit den Füßen die Wand. Kleiner Nachteil: Der Mann muss viel Kraft aufwenden – doch das Ergebnis lohnt die Mühe!

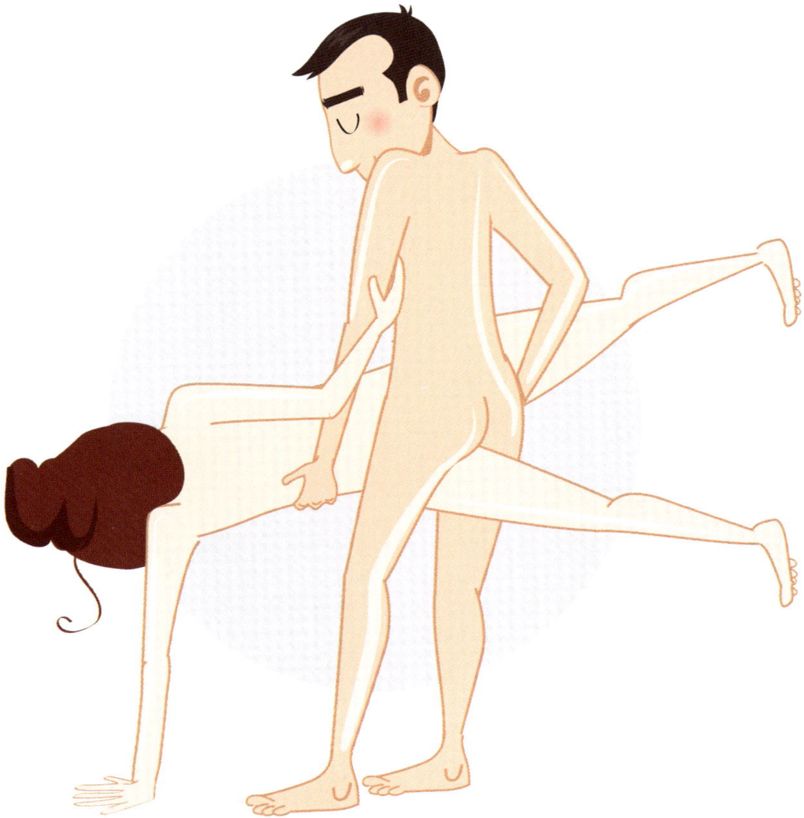

Liebesposition 71:

Die Zange

Frauen mit Kraft in den Armen sind hier klar im Vorteil! Ihre Waden, Fußknöchel und Füße liegen noch auf der Matraze auf, mit einem Arm stützt sie jedoch den Rest ihres Körpers vom Boden ab. Er hält sie am Bein und an der Taille und dringt stehend in sie ein. Durch die leichte Abwärtsbewegung fließt das Blut der Frau rascher durch ihren Körper – ein explosiver Orgasmus ist garantiert.

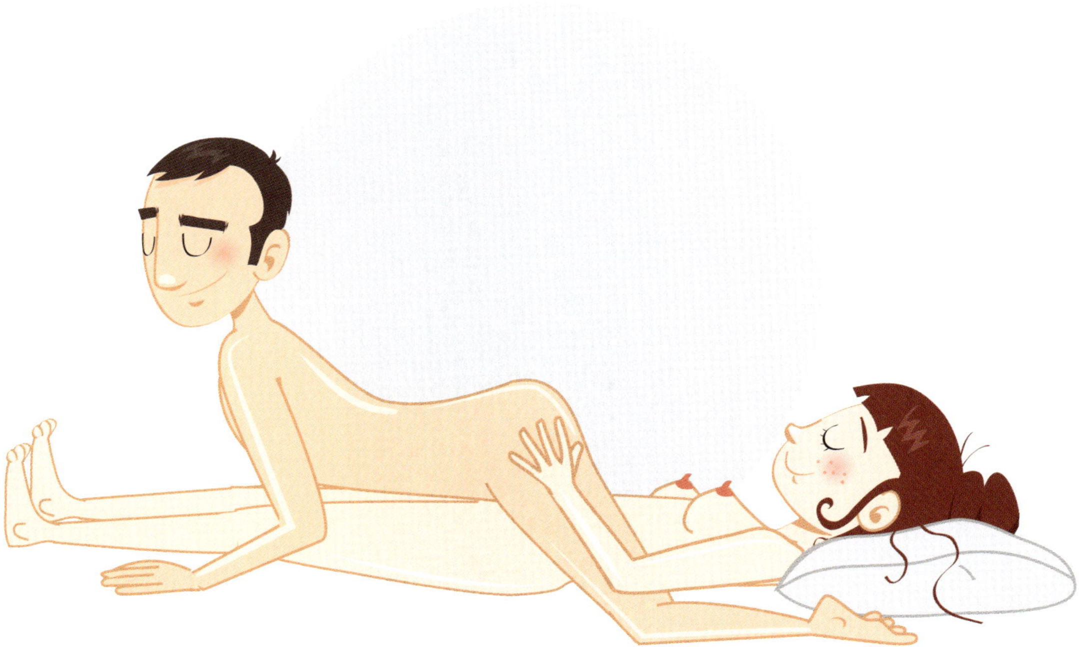

Liebesposition 72:

Der Propeller der Leidenschaft

Schwindelgefahr: Bei dieser superheißen 360-Grad-Nummer fühlen sich beide Partner wie Sex-Dynamos. Der Mann liegt auf der Frau, dringt in sie ein und bewegt sich dann mithilfe von Arm- und Beinbewegungen im Kreis – ohne aus ihr herauszugleiten! Fleißig üben, dann haben beide schnell den Dreh raus.

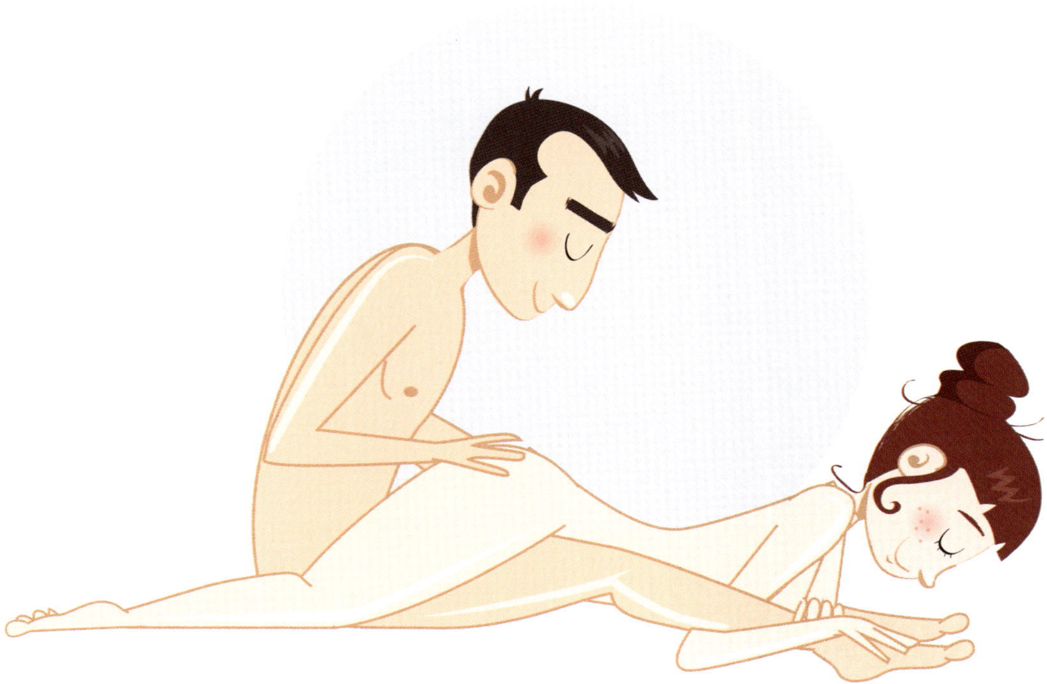

Liebesposition 73:

Die popöse Aussicht

Bei dieser Stellung sitzt der Mann mit halb geschlossenen Beinen auf dem Bett. Die Frau wendet ihm ihren Rücken und ihren Po zu und lässt sich langsam auf seinen erigierten Penis sinken. Die Beine werden dabei zurückgestreckt, sodass die Frau mit dem Bauch auf seinen Beinen landet. Nun schiebt sie sich langsam auf und ab.

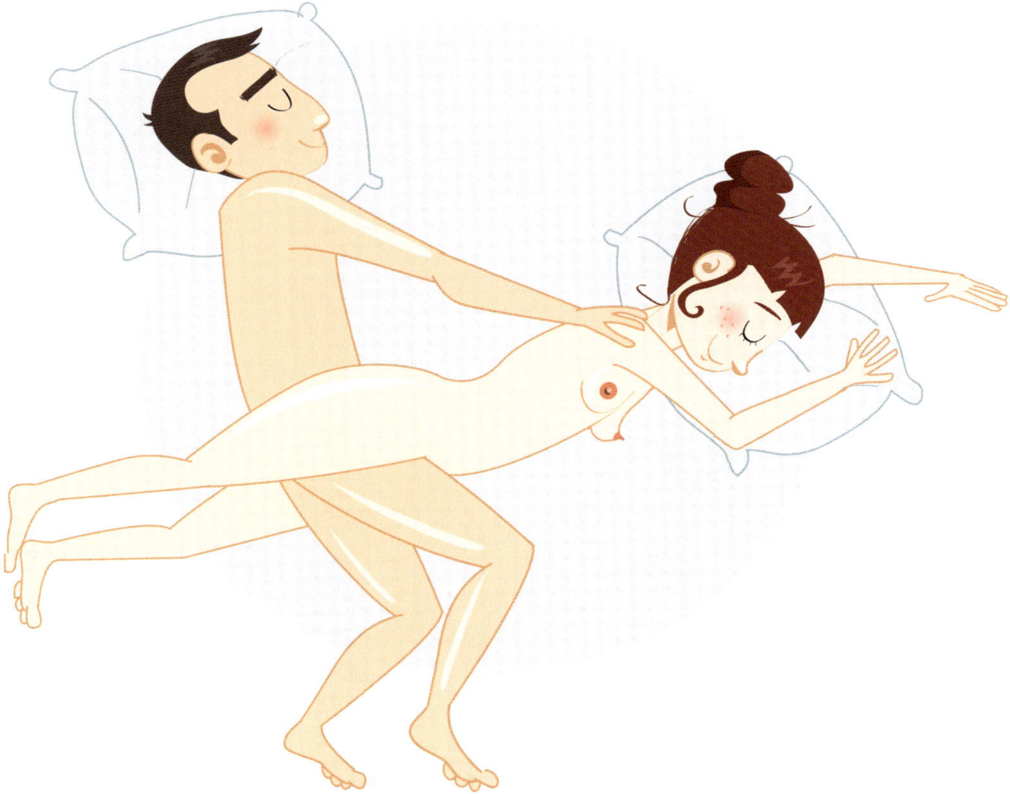

Liebesposition 74:

Kurz vor zwölf

Bei dieser Stellung legt sie sich ganz bequem auf die Seite. Nun hebt sie ihr oberes Bein, damit er seinen Unterkörper dazwischenschieben und eindringen kann. Die Körper der Partner sollten jetzt einen rechten Winkel bilden. Damit er besseren Halt hat, kann er sich an ihren Schultern abstützen. Sie bekommt Halt, indem sie sich mit den Füßen stabilisiert. Jetzt kann die Reise beginnen …

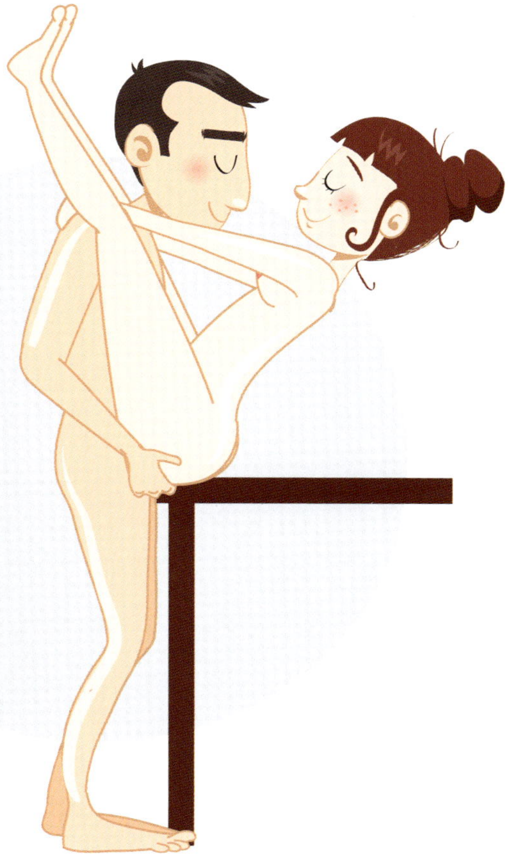

Liebesposition 75:

Das erotische V

Die Frau sitzt auf einer Tischkante. Er stellt sich vor sie, die Beine leicht gebeugt. Nun hält sie sich an ihm fest und hebt ihre Beine, bis sie sie auf seinen Schultern ablegen kann. Er gibt ihr Halt, indem er sie am Po festhält. Nun kann das Liebesspiel beginnen …

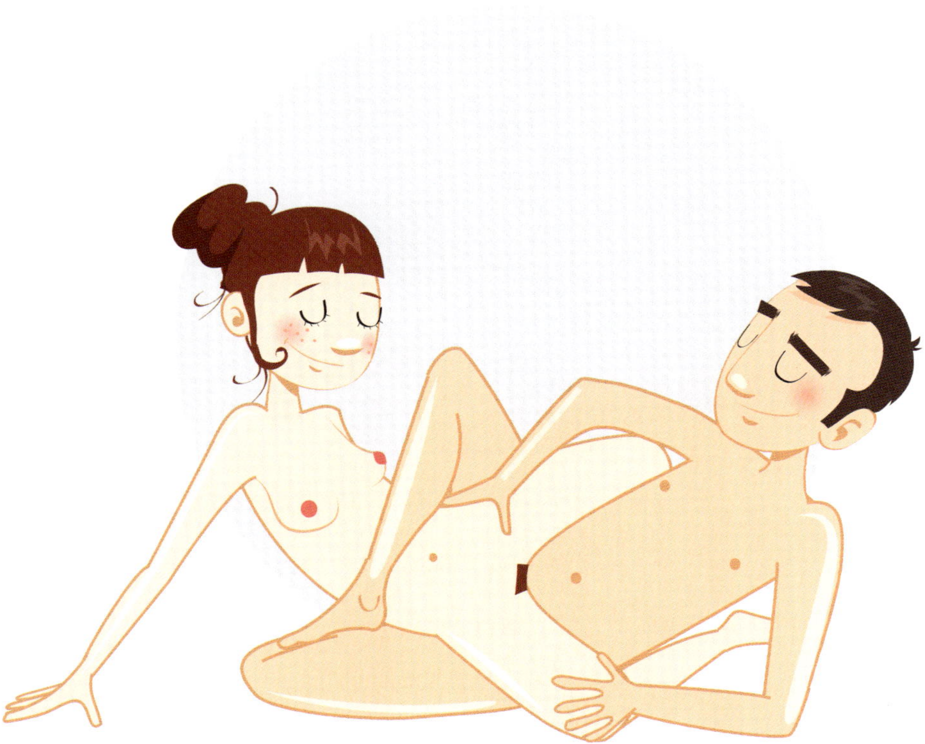

Liebesposition 76:

Das Feuerrad

Mann und Frau sitzen zunächst seitlich auf dem Bett, sodass sie sich ansehen können. Nun umschlingt sie mit ihren Beinen seinen Oberkörper. Um das Gleichgewicht zu halten, stützt sie sich mit beiden Händen ab. Er umschließt mit seinen Beinen ihre Taille, hält sich an ihren Schenkeln fest und bewegt sich sanft auf und ab.

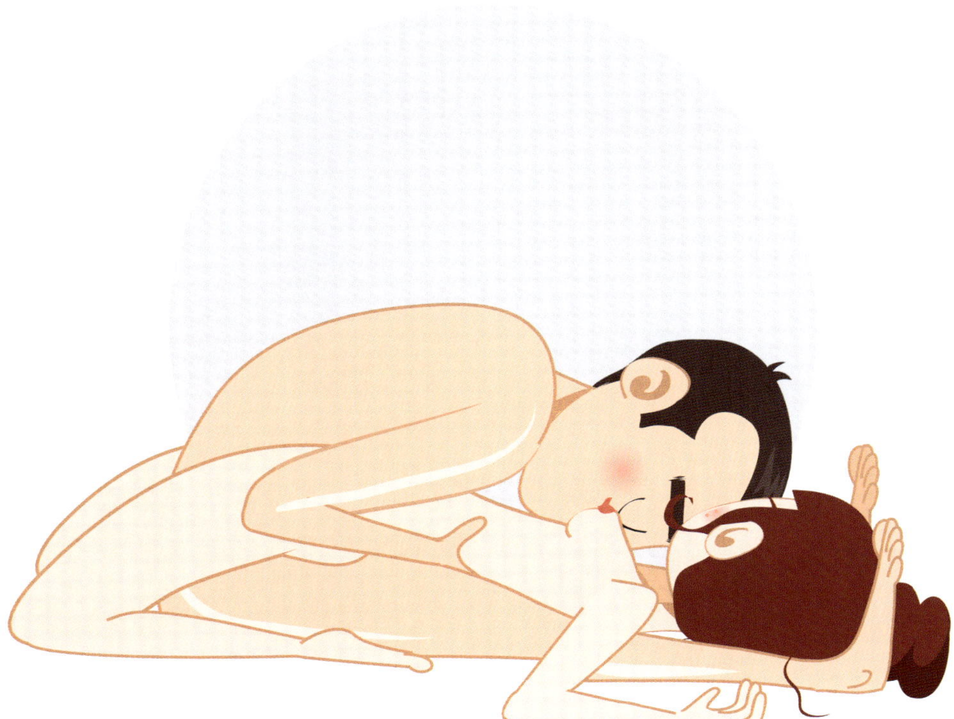

Liebesposition 77:

Der Triumphbogen

Er sitzt mit ausgestreckten Beinen auf dem Bett. Die Frau hockt kniend auf seinem Schoß. Nachdem sie eine bequeme Position gefunden hat, wölbt sie ihren Rücken weit zurück, sodass ihr Kopf zwischen den Beinen des Mannes landet. Mit den Händen umfasst sie seine Füße oder Knöchel, das gibt ihr Halt. Jetzt lehnt sich der Mann zu ihr vor und der Spaß beginnt.

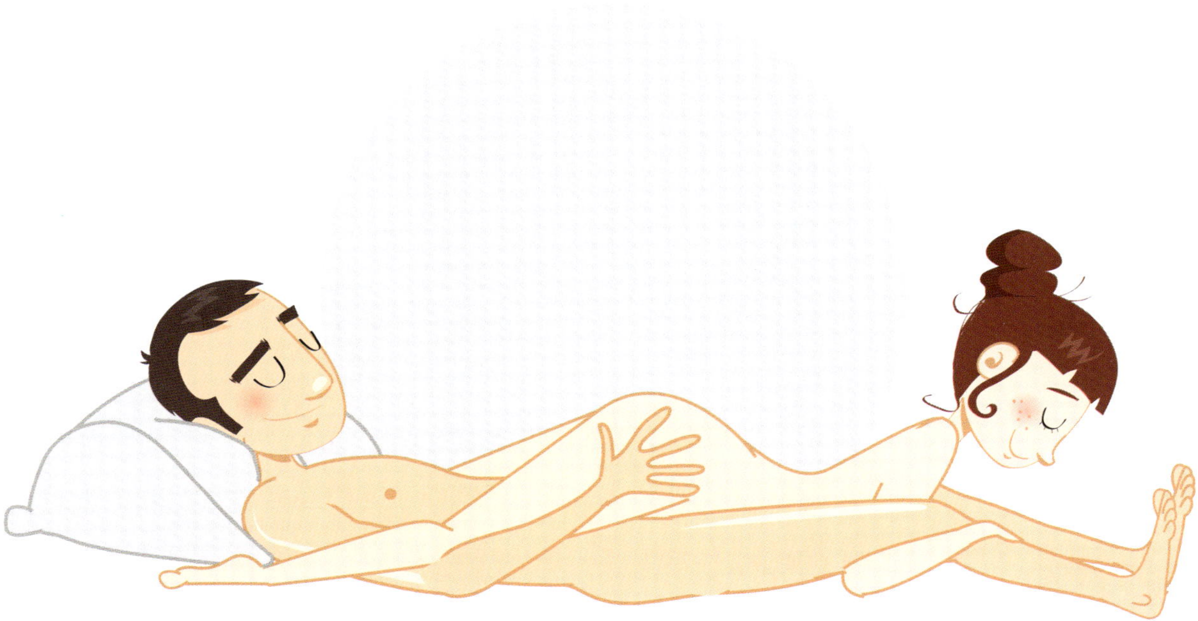

Liebesposition 78:

Das große X

Der Mann liegt mit leicht gespreizten Beinen auf dem Bett. Die Frau liegt in umgekehrter Richtung auf ihm, die Beine gerade nach hinten ausgestreckt. Der Oberkörper ruht zwischen den Beinen den Mannes. Für etwas mehr Halt kann sie die Füße des Mannes umfassen. Dann beginnt sie sich auf ihm zu bewegen.

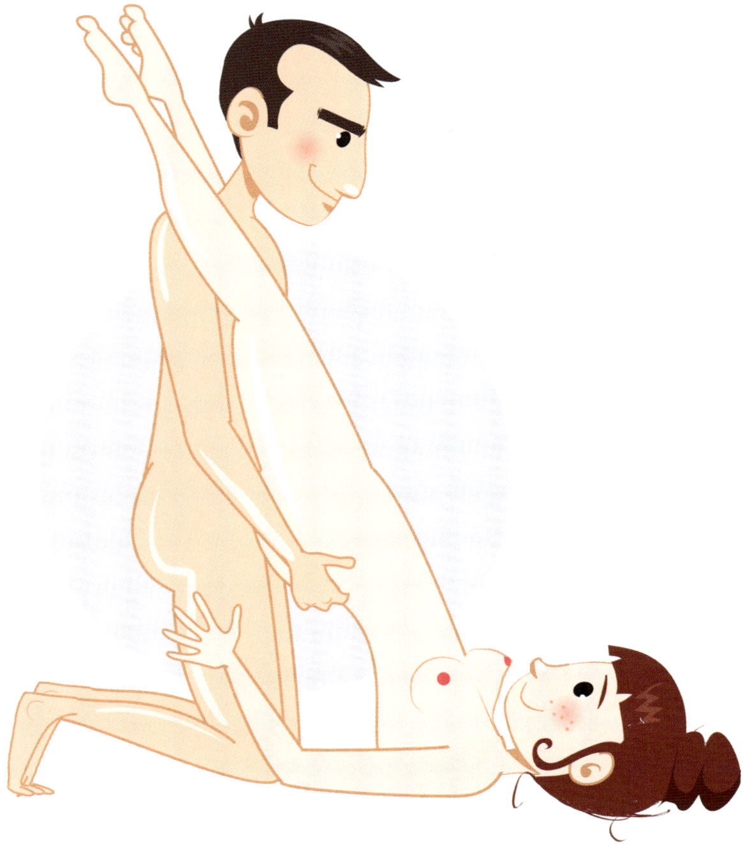

Liebesposition 79:

Die Kerze

Die Frau liegt auf dem Rücken, stellt die Beine auf und hebt Po und Hüfte vom Boden ab. Mit den Händen kann sie den unteren Rücken stützen. Der Mann kniet vor ihr, nimmt ihre Beine auf seine Schultern und dringt ein. Für besseren Halt kann die Frau seine Oberschenkel umfassen.

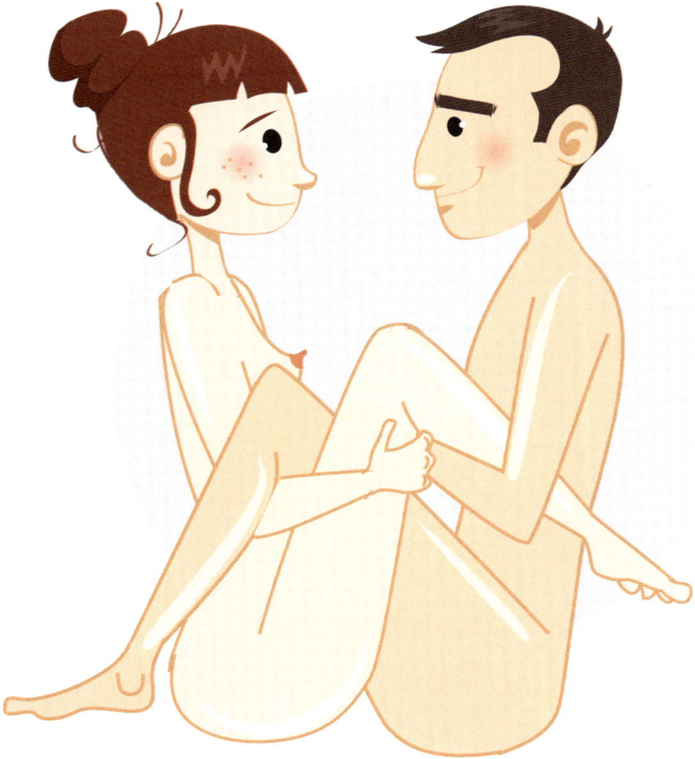

Liebesposition 80:

Der Schaukelstuhl

Zunächst liegt der Mann auf dem Rücken, die Frau auf seinem Schoß. Nun richtet er seinen Oberkörper auf, sodass sich beide gegenübersitzen. Die Frau schlingt ihre Beine eng um die Körpermitte des Mannes und umgekehrt. Beide können sich während des Akts in den Armen halten.

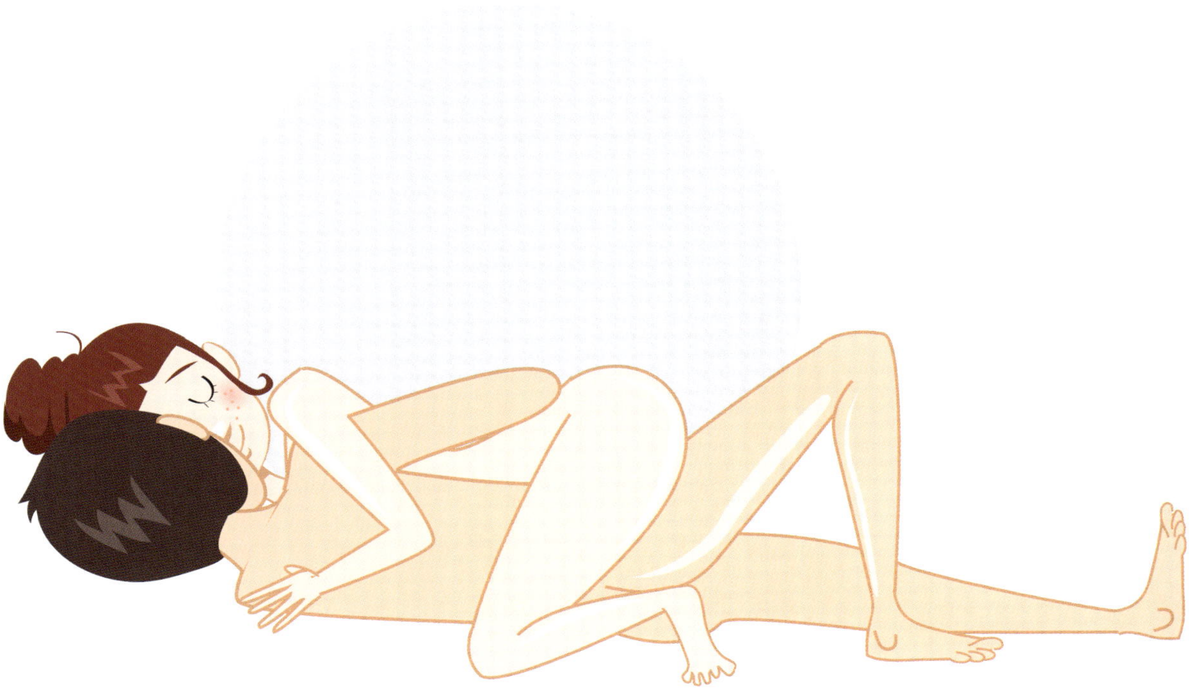

Liebesposition 81:

Die Zen-Pause

Diese Position bietet einen Moment der Entspannung während eines anstrengenden Liebes-Marathons. Beide liegen auf der Seite, sodass sie sich anschauen. Idealerweise bleibt der Mann die ganze Zeit in seiner Partnerin. Sie legt ein Bein über die Hüfte des Mannes und erst mit langsamen, dann immer schnelleren Bewegungen geht es einem intensiven Höhepunkt entgegen.

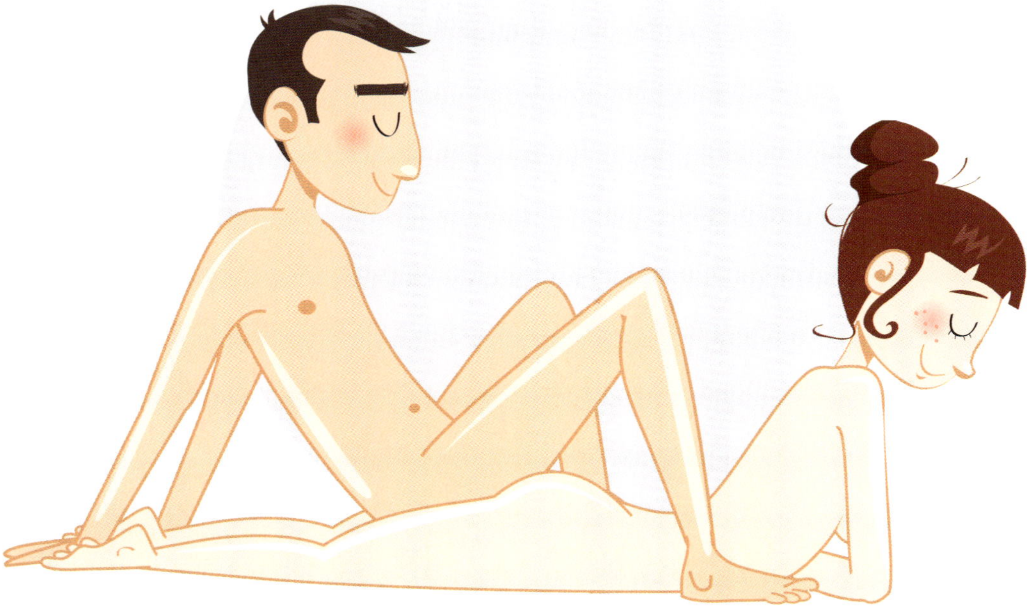

Liebesposition 82:

Die elektrisierende Rutsche

Die Frau liegt entspannt in Bauchlage auf dem Bett. Die Beine sind leicht gespreizt. Der Mann setzt sich von hinten auf sie, seine Beine sind bequem neben ihrem Oberkörper aufgestellt. Mit den Armen stützt er sich nach hinten ab und bewegt sich leicht vor und zurück. Für ein noch tolleres Gefühl schließt die Frau ihre Beine.

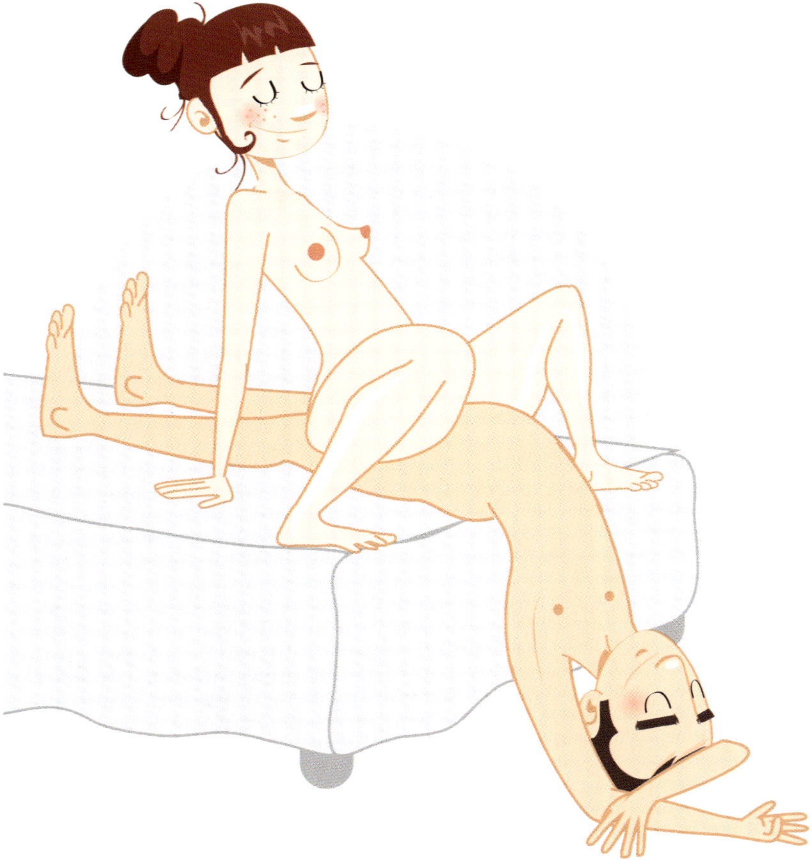

Liebesposition 83:

Die Supernova

Der Mann liegt entspannt auf dem Rücken. Die Frau setzt sich so auf ihn, dass sie ihn anschaut. Dann bewegt sie sich, bis sie kurz vor dem Höhepunkt ist. Um ihm noch mehr Lust zu schenken, stoppt sie die Bewegung und schiebt den Oberkörper des Mannes über die Bettkante hinaus, sodass sein Kopf und Nacken fast auf dem Boden aufliegen. Und dann geht's weiter!

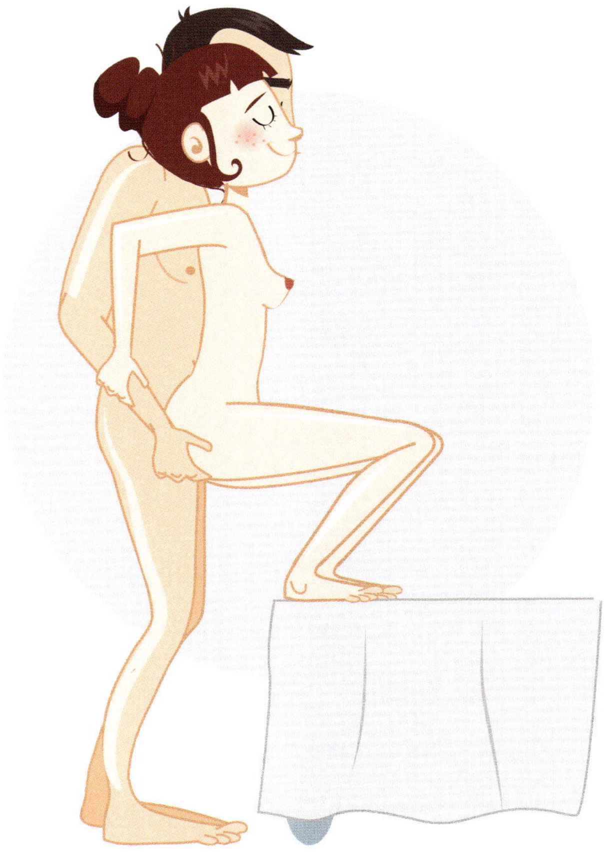

Liebesposition 84:

Der lustvolle Lehnstuhl

Die Frau steht auf dem Bett oder einem Hocker, der Mann steht hinter ihr, sodass seine Brust ihren Rücken berührt. Die Frau geht leicht in die Knie und lehnt sich an den Oberkörper des Mannes, während er von hinten in sie eindringt.

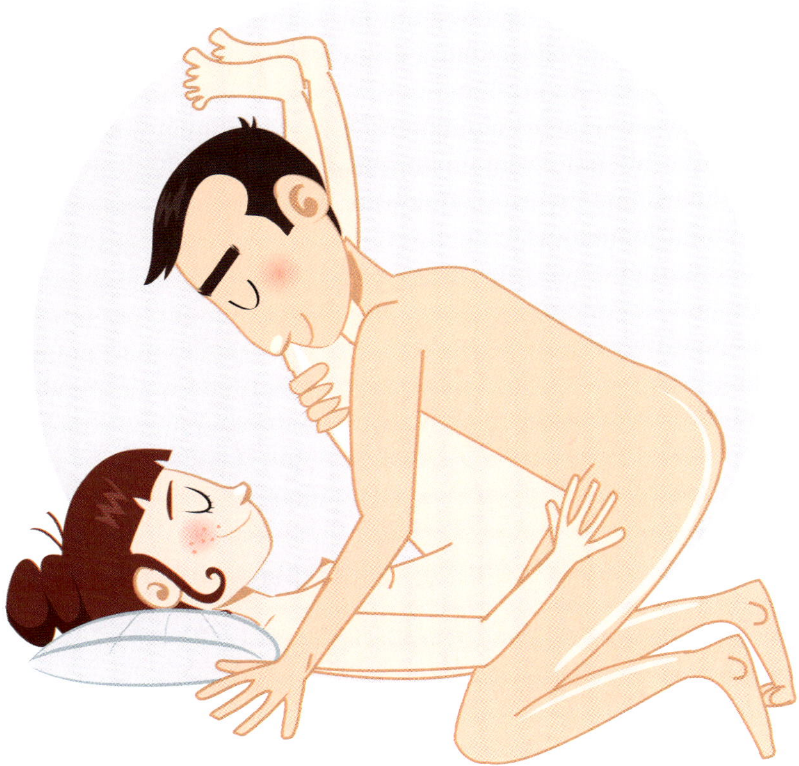

Liebesposition 85:

Hoch hinaus

Die Frau liegt auf dem Rücken, wobei sie ihren Kopf mit einem Kissen stützt. Sie streckt beide Beine in die Luft. Der Mann kniet vor ihr und drückt ihre Beine mit leichtem Druck auf eine Seite. Dann dringt er in sie ein. Er kann dabei seine Hände auf dem Bett, dem Boden oder auf einer der Seiten des Oberkörpers der Frau platzieren, um die Bewegung zu unterstützen.

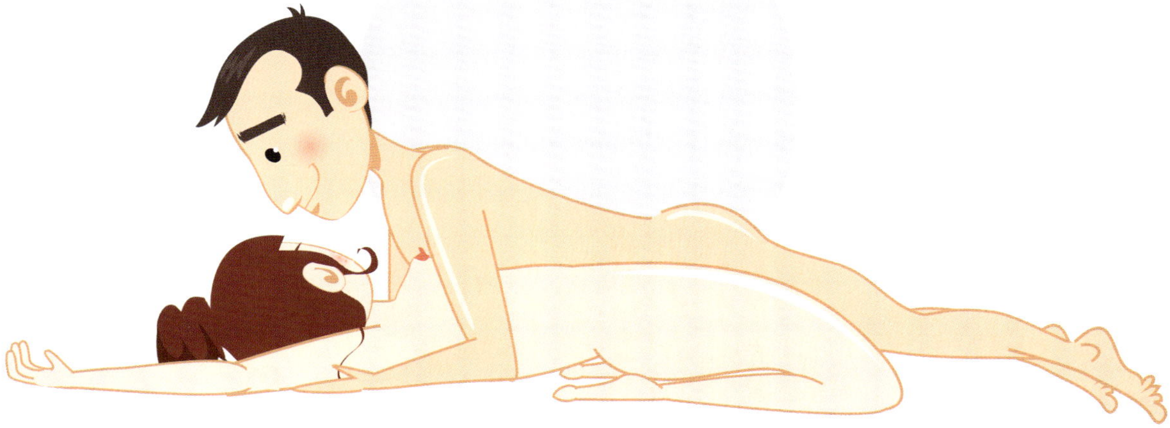

Liebesposition 86:

Der Verführungstanz

Die Frau kniet auf dem Bett. Von hier aus lässt sie sich in die Rückbeuge nach hinten sinken, die Beine immer noch angewinkelt. Die Arme werden weit über den Kopf gestreckt. Der Mann legt sich auf seine Partnerin und dringt in sie ein. Dabei kann er entweder ihre Schultern oder ihre Taille umfassen. Sobald für beide eine bequeme Position gefunden ist, kann er seine Partnerin mit kreisenden Bewegungen oder tiefen Stößen verwöhnen.

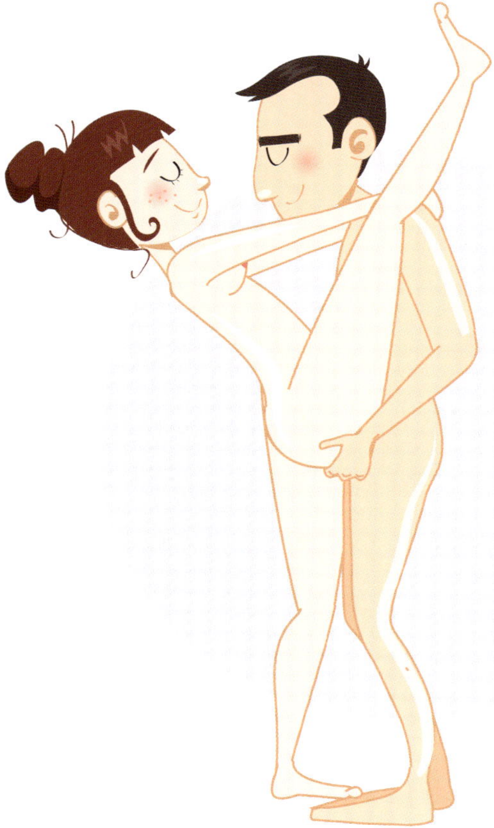

Liebesposition 87:

Der lüsterne Beinstrecker

Frau und Mann stehen sich gegenüber. Die Frau dreht ihren linken Fuß etwas zur Seite, während ihr rechter Fuß nach vorne zeigt. Der Mann nimmt einen festen Stand ein und geht leicht in die Knie. Dann legt er seine Arme um ihre Taille. Jetzt wird es etwas knifflig: Die Frau zieht ihr rechtes Bein nach oben und platziert ihren rechten Fuß auf der linken Schulter des Mannes. Während der Mann langsam in sie eindringt, lässt sie sich in den vertikalen Spagat gleiten.

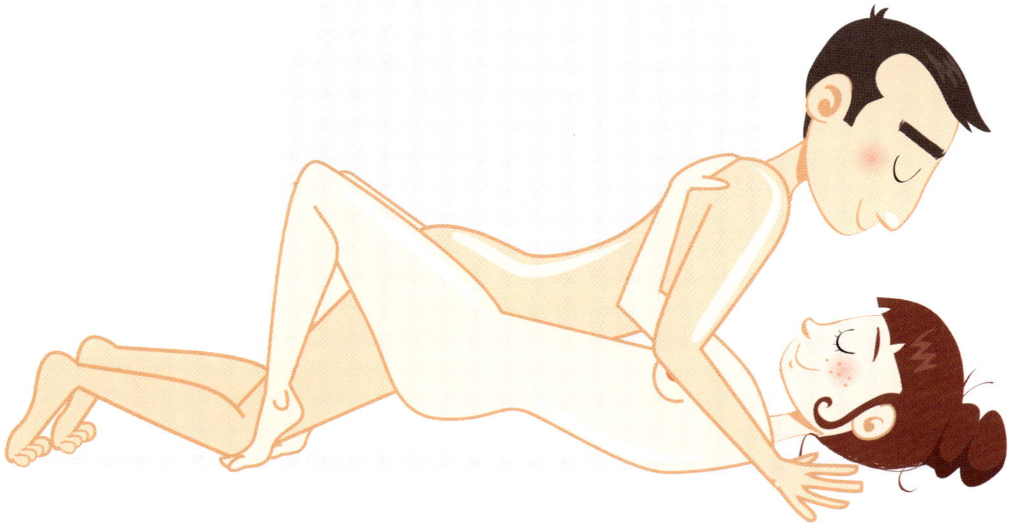

Liebesposition 88:

Das glühende Dreieck

Auf den ersten Blick erinnert diese Stellung an die klassische Missionarsstellung, da auch hier die Frau auf dem Rücken liegt, der Mann über ihr. Der Trick an dieser Position ist jedoch, dass der Mann auf alle viere geht. Dann hebt die Frau ihr Becken so, dass er bequem in sie eindringen kann. Der Mann bleibt in dieser Position, während die Frau ihr Becken auf und ab bewegt, um in Stimmung zu kommen.

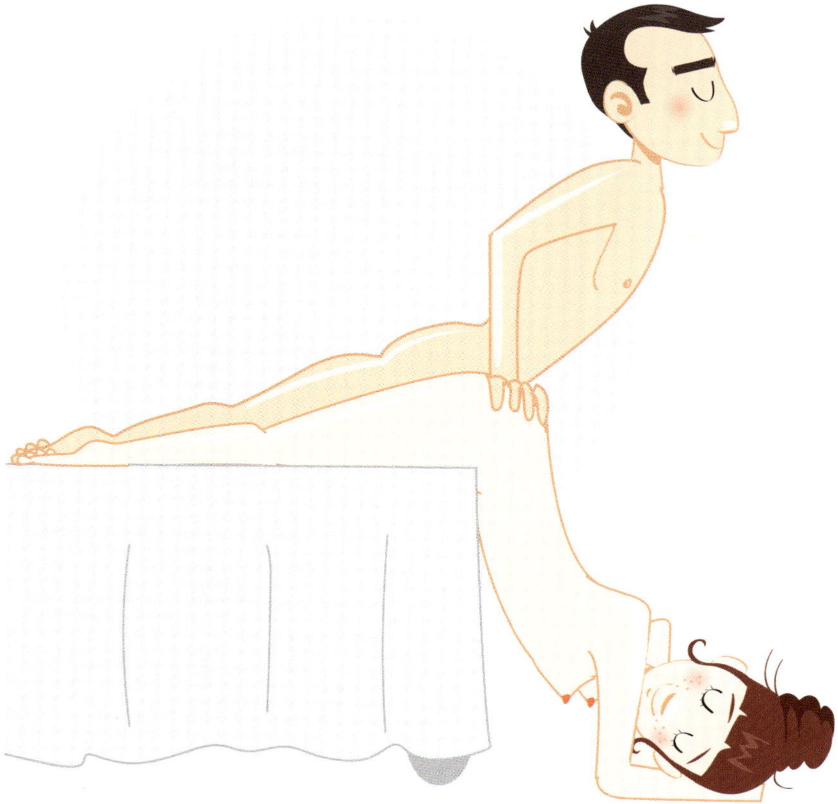

Liebesposition 89:

Die Y-Kurve

Die Frau liegt bäuchlings auf dem Bett. Dann rutscht sie vorn an die Bettkante und lässt sich kopfüber hinabgleiten, bis ihr Körper von der Hüfte aufwärts über die Kante hängt. Ihre Handflächen berühren den Boden. Der Mann legt sich über sie, seine Beine zwischen ihren, und dringt von hinten in sie ein. Dabei fasst er sie an den Hüften, stützt sich ab und hebt Kopf und Oberkörper, bis beider Körper ein sexy „Y" formen.

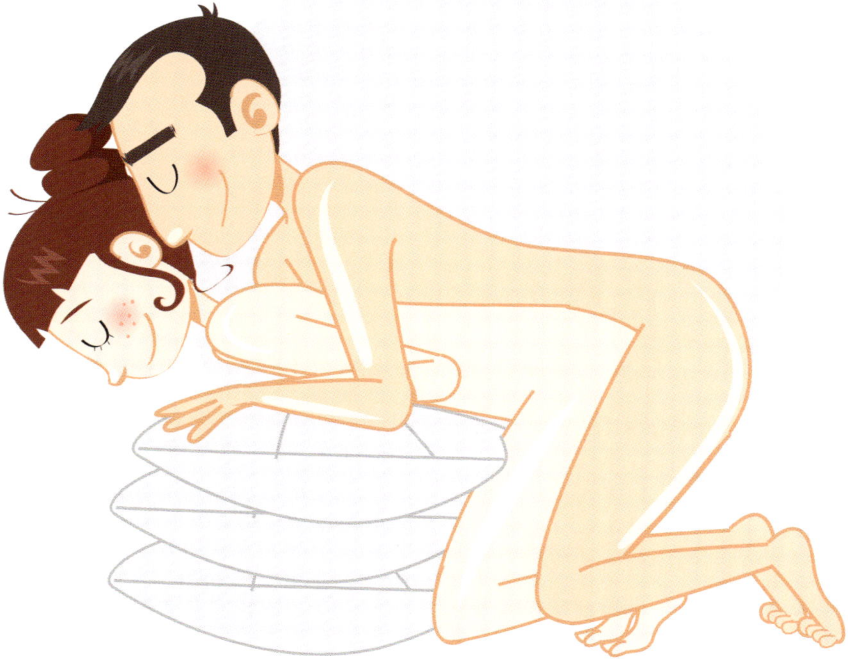

Liebesposition 90:

Magic Mountain

Kuschlig: Zunächst wird ein hübscher Berg aus Kissen auf dem Boden aufgebaut. Auf diesen Kissenberg lässt sich die Frau mit dem Oberkörper nach vorn niedersinken. Sie schmiegt sich an die Kissen, während er sich von hinten an seine Partnerin schmiegt. Jetzt öffnet sie leicht die Beine, sodass er dazwischen knien und sanft in sie eindringen kann.

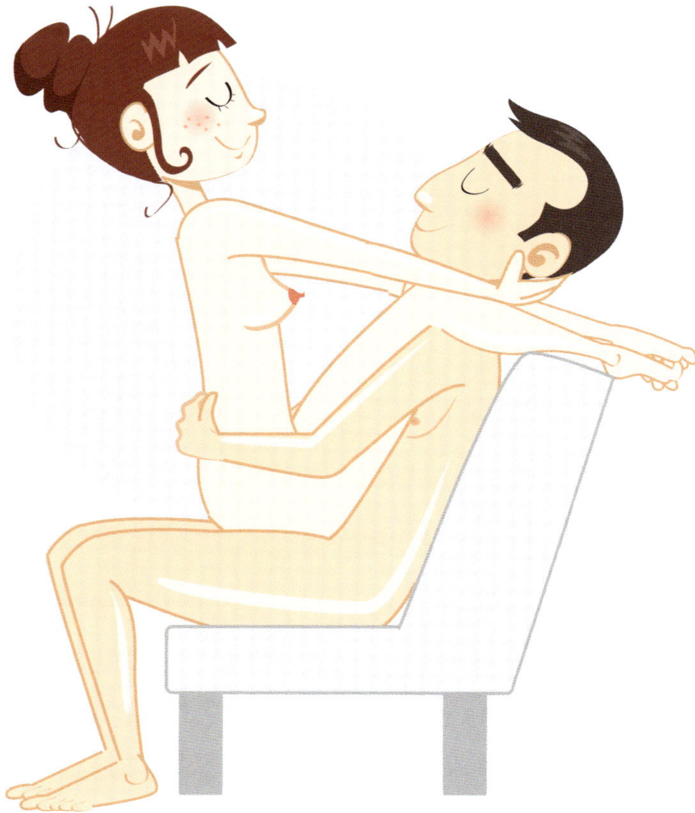

Liebesposition 91:

Limbo Love

Auf den Rhythmus kommt's an: Der Mann sitzt auf einem Stuhl und platziert ein Kissen oder Ähnliches unter die Knie, sodass diese leicht erhöht sind. Seine Partnerin sitzt ihm zugewandt auf seinem Schoß und lehnt sich gegen seine Schenkel zurück. Dann hebt sie ihre angewinkelten Beine und legt die Fesseln über seine Schultern. Er hält sie an den Hüften und dirigiert so ihre Position, während er in sie eindringt.

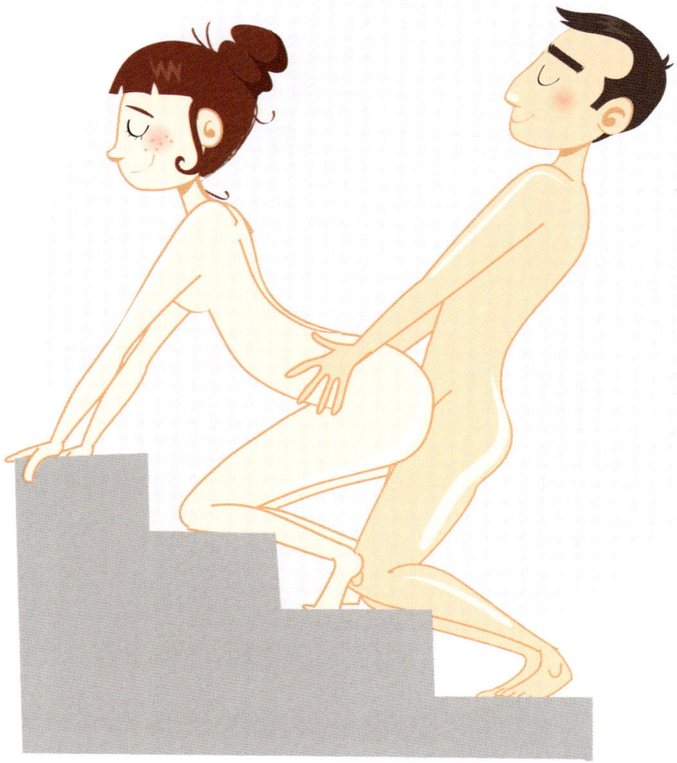

Liebesposition 92:

Die Treppenaffäre

Ab aufs Treppchen: Die Frau kniet auf einer Treppenstufe, der Mann einen Absatz hinter ihr. Beide blicken treppaufwärts. Halt findet sie entweder auf der nächsthöheren Treppenstufe oder rechts und links am Treppengeländer. Er hält seine Partnerin an der Hüfte und dringt von hinten ein.

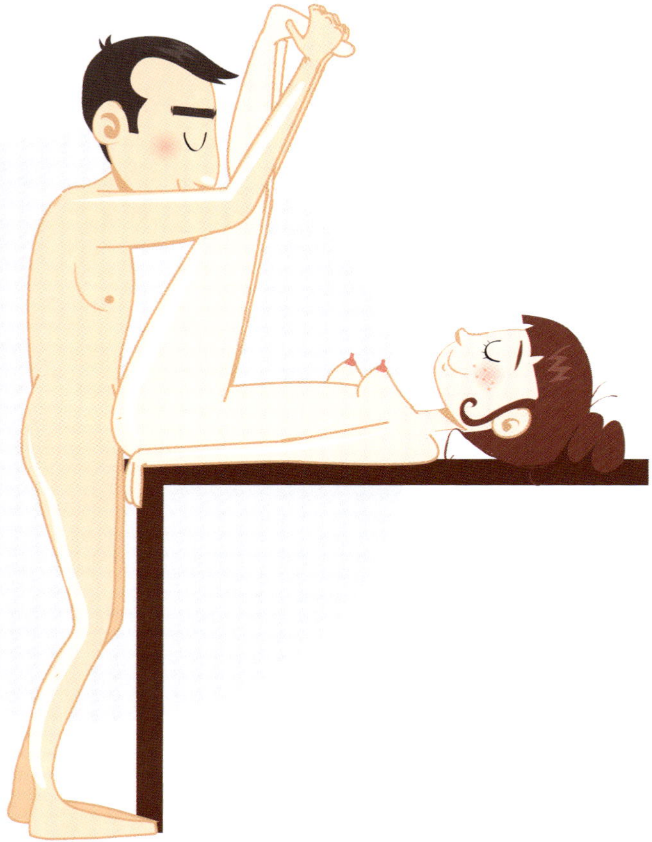

Liebesposition 93:

Die Meerjungfrau

Die Frau liegt auf dem Rücken an der Kante des Bettes, des Tisches oder der Arbeitsplatte. Dann streckt sie die Beine gerade und geschlossen nach oben. Sie schiebt ihre Hände unter den Po, um sich weiter nach oben zu heben, oder hält sich an der Kante fest. Er steht vor ihr und dringt in sie ein. Sind Bett oder Tisch zu tief, kann er sich auch vor seine Partnerin knien. Er umfasst dabei ihre Fußknöchel, um der Position Stabilität zu geben.

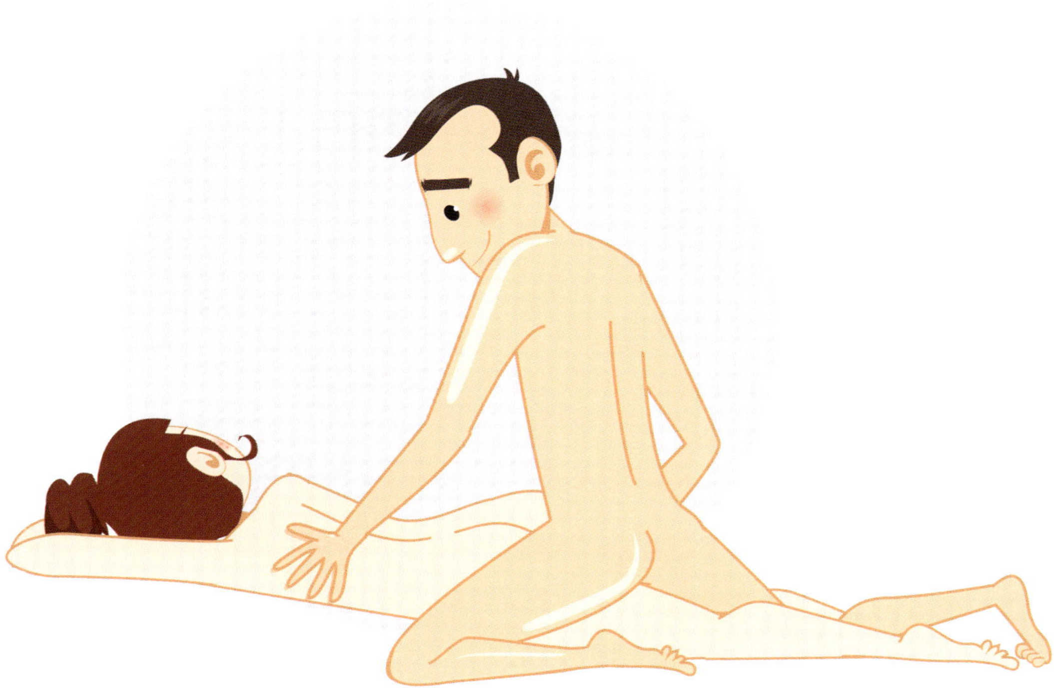

Liebesposition 94:

Der Sidekick

Die Frau liegt seitlich mit dem Rücken zu ihm. Er kniet hinter ihr. Nun schiebt er ein Knie zwischen ihre Schenkel und dringt langsam ein. In dieser Position hat er einen tollen Blick auf ihren Po. Während er sie an den Hüften hält, kann er sie mit seinen Stößen lange befriedigen.

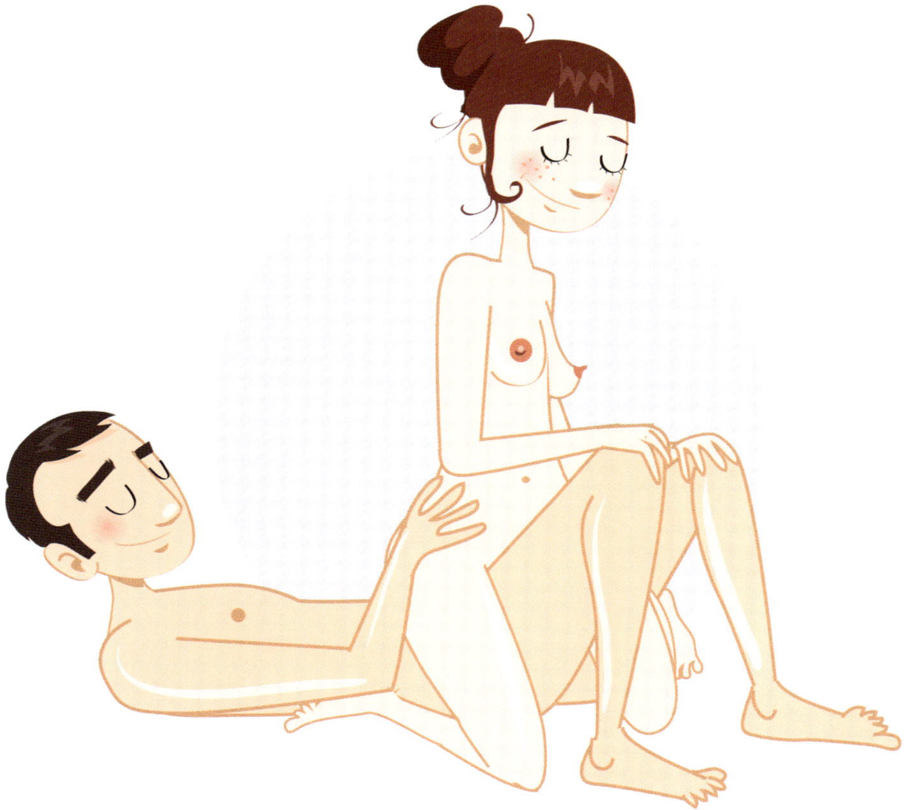

Liebesposition 95:

Die Schenkelstürmerin

Er liegt auf dem Rücken, beide Beine angewinkelt. Sie hockt auf ihm, den Rücken ihm zugewandt. In dieser Position berührt ihr Bauch fast sein angewinkeltes Bein. Sie hält sich an seinen Knien fest, während sie sich vor und zurück und auf und ab bewegt.

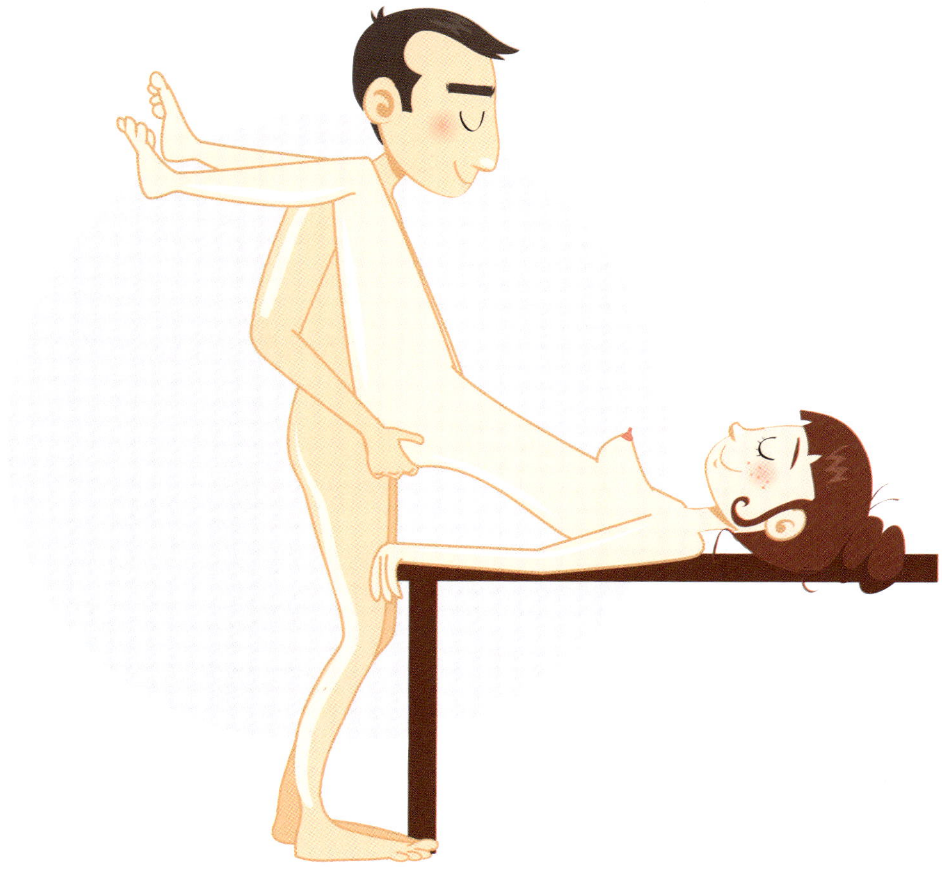

Liebesposition 96:

Der betörende Schmetterling

Sie liegt auf dem Rücken auf einem Tisch oder einem anderen erhöhten Möbel. Er steht vor ihr, ihr Po befindet sich cirka 30 Zentimeter unter seinem. Nun hebt sie die Beine und legt sie auf seinen Schultern ab. Sie hebt ihr Gesäß, sodass der Rücken eine gerade Linie bildet. Er legt seine Hände unter ihren Po, um im perfekten Winkel einzudringen.

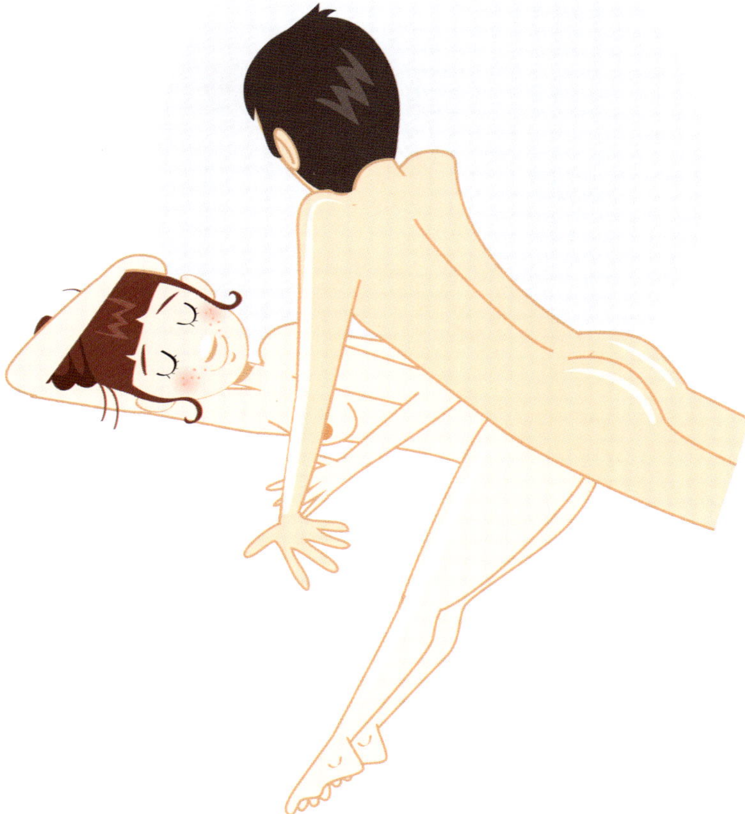

Liebesposition 97:

Die seitliche Samba

Sie liegt seitlich auf dem Bett in der L-Position, Beine im rechten Winkel von sich gestreckt. Dabei wendet sie ihm den Rücken zu. Er liegt hinter ihr in einer Art Löffelchenposition. Dann richtet er seinen Oberkörper hinter ihr auf und dringt in sie ein.

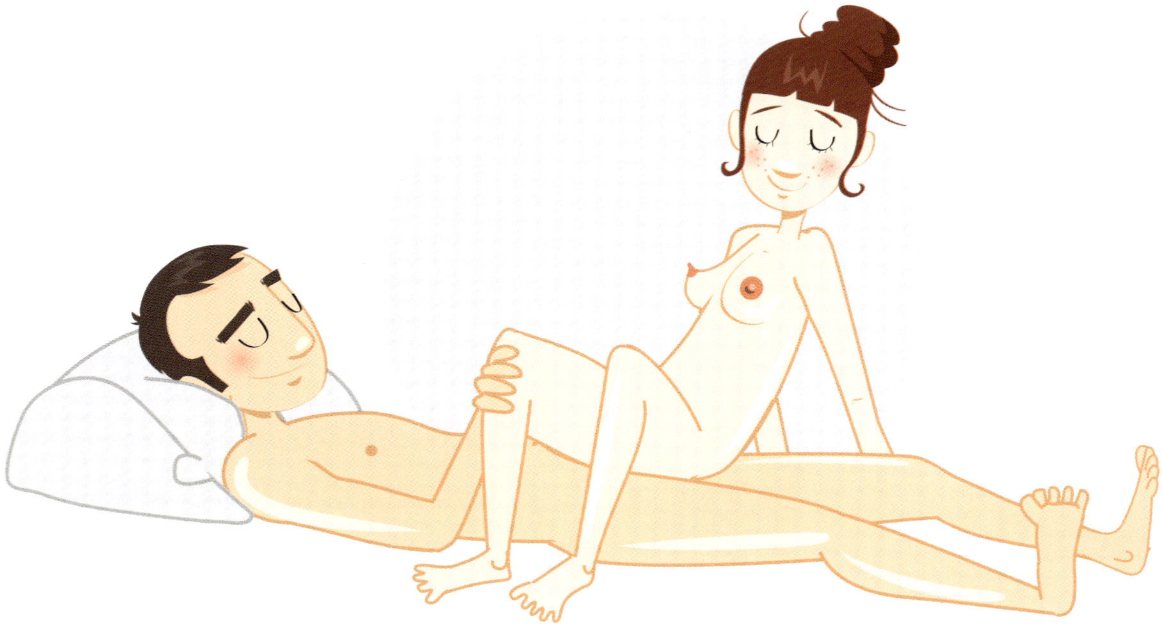

Liebesposition 98:

Kreuz und quer

Er liegt mit leicht gespreizten Beinen auf dem Rücken, sein Kopf ruht auf einem Kissen. Sie lässt sich auf seinen Schoß herabsinken, schwingt ihre geschlossenen Beine zu einer Seite und presst die Schenkel eng zusammen. Dann öffnet sie ihre Beine leicht, sodass er sich bequem in ihr bewegen kann.

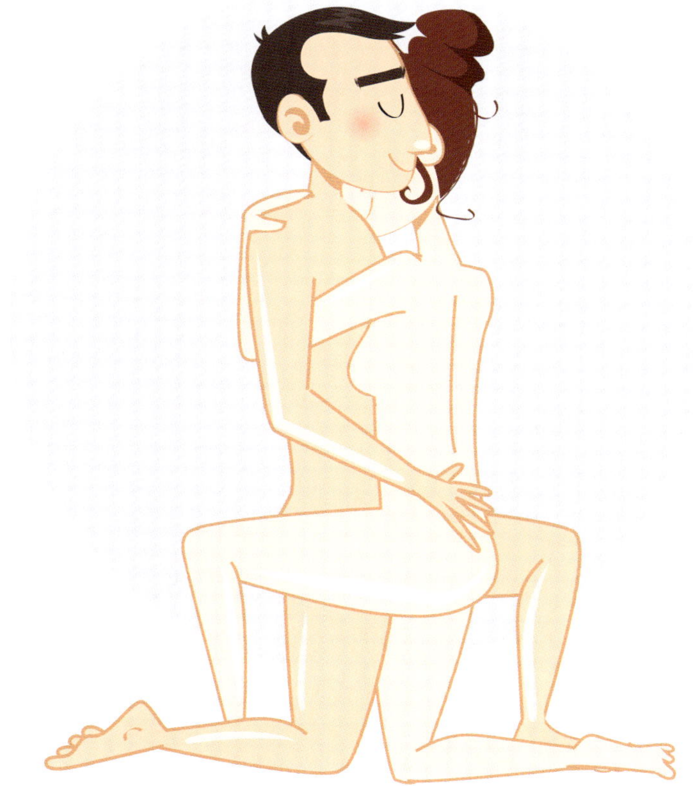

Liebesposition 99:

Die Liebes-Brezel

Mann und Frau knien sich gegenüber. Dann stellt er sein linkes, sie ihr rechtes Bein auf. Beide Partner rücken nah aneinander heran, dann dringt er in sie ein. Beide bewegen sich sanft schaukelnd vor und zurück.

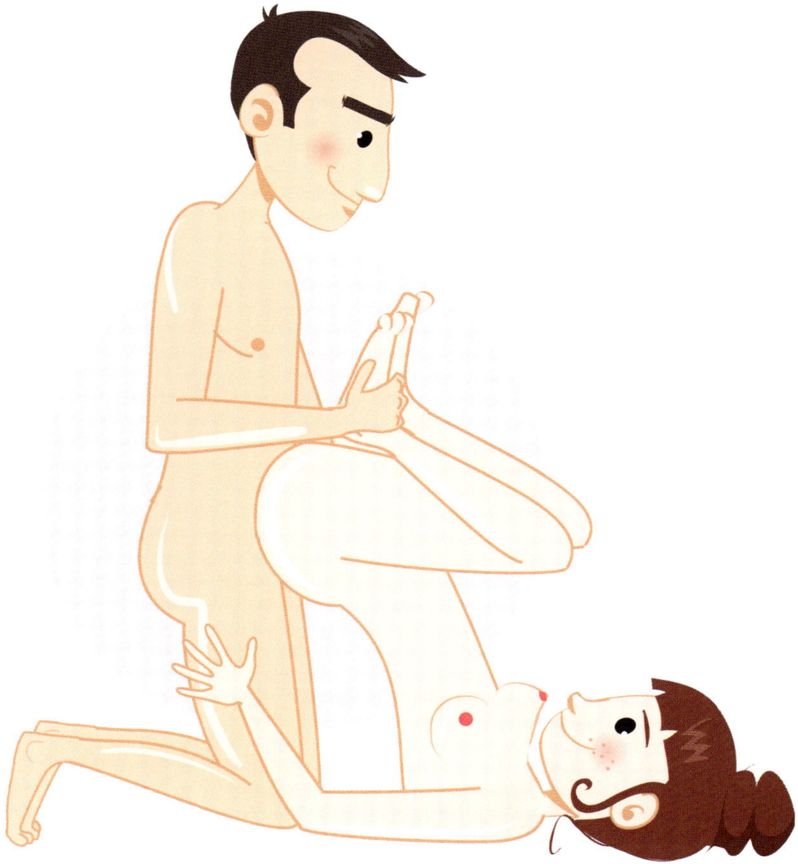

Liebesposition 100:

G-Force

Sie liegt auf dem Rücken, zieht die Knie nah an ihre Brust und hebt Po und Becken an. Er kniet vor ihr und hält sie an den Füßen fest, dann dringt er langsam ein. Er bestimmt das Tempo und die Tiefe des Eindringens. Noch intensiver wird es, wenn sie ihre Füße auf seiner Brust abstützt und er sie an den Hüften hält.

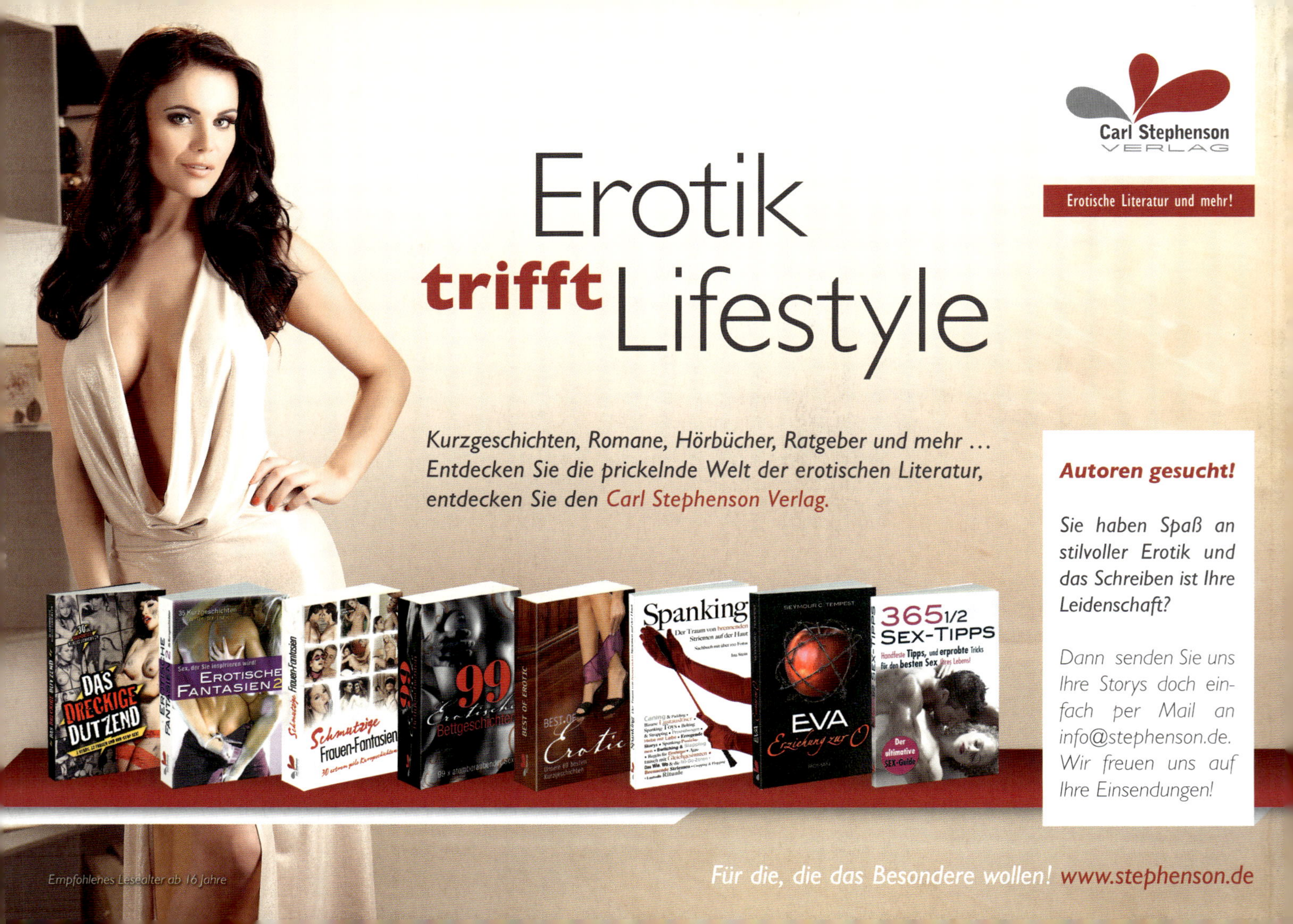
Carl Stephenson
VERLAG
Erotische Literatur und mehr!
Erotik
trifft Lifestyle
Kurzgeschichten, Romane, Hörbücher, Ratgeber und mehr …
Entdecken Sie die prickelnde Welt der erotischen Literatur,
entdecken Sie den Carl Stephenson Verlag.
Autoren gesucht!
Sie haben Spaß an stilvoller Erotik und das Schreiben ist Ihre Leidenschaft?
Dann senden Sie uns Ihre Storys doch einfach per Mail an info@stephenson.de. Wir freuen uns auf Ihre Einsendungen!
DAS DRECKIGE DUTZEND
EROTISCHE FANTASIEN 2
Schmutzige Frauen-Fantasien
99 Erotische Bettgeschichten
BEST OF Erotic
Spanking
EVA Erziehung zur O
365 1/2 SEX-TIPPS
Empfohlenes Lesealter ab 16 Jahre
Für die, die das Besondere wollen! www.stephenson.de

Impressum

3. Auflage 01/2015

© Carl Stephenson Verlag GmbH & Co. KG
Schäferweg 14, 24941 Flensburg

E-Mail: info@stephenson.de
Internet: www.stephenson.de

Erotische Literatur und mehr!

Illustrationen & Texte: gofeminin.de GmbH, Köln
Druck & Bindung: Mohn Media GmbH, Gütersloh

ISBN 978-3-7986-0508-4
0130095 0000 • 208 Seiten

In Kooperation mit:

gofeminin.de GmbH
Stollwerckstraße 7a, 51149 Köln
E-Mail: kontakt@gofeminin.de
Internet: www.gofeminin.de

Das führende Online-Portal für Frauen!

JETZT FACEBOOK-FAN WERDEN!

www.facebook.com/StephensonVerlag
www.facebook.com/gofeminin